LES RÈGLES UNIVERSELLES *de la* VIE

LES RÈGLES UNIVERSELLES *de la* VIE

27 SECRETS
POUR GÉRER LE TEMPS,
LE STRESS ET LES GENS

NABIL FANOUS, M.D.

Forefront
BOOKS

Les Règles universelles de la vie
27 secrets pour gérer le temps, le stress et les gens

Édité par Forefront Books.

Conception de la couverture par Bruce Gore, Gore Studio Inc.
Design intérieur par Bill Kersey, KerseyGraphics

ISBN: 978-1-63763-071-6 format cartonné
ISBN: 979-8-38640-960-9 format papier
ISBN: 978-1-63763-072-3 format e-book

Ce livre est dédié à la mémoire de mes chers parents, qui m'ont enseigné, au fil des ans, bon nombre des règles figurant dans ce livre.

Un remerciement tout particulier à mon fils, Dr Michael Fanous, pour les précieuses observations qu'il m'a fournies tout au long de l'écriture de ce livre.

LES RÈGLES

PRÉFACE

Ce livre était en gestation depuis bien longtemps.

En tant que chirurgien, professeur, fils, époux et père, j'ai parfois l'impression d'avoir étudié la psychologie humaine toute ma vie, en essayant de comprendre comment le monde fonctionne et comment s'y orienter efficacement. Enfant, déjà j'observais les gens avec curiosité et je cherchais à comprendre ce qu'ils faisaient et pourquoi ils le faisaient.

J'ai grandi à Héliopolis, une banlieue verdoyante du Caire, et été scolarisé au *Collège de la Sainte Famille*, une institution chrétienne respectable gérée par des jésuites, des moines français. Les *Pères*, comme on les appelait, étaient incroyablement érudits. Ils étaient très versés dans les sciences, la littérature et les arts. Ils nous soumettaient à un dur labeur de 8 h à 18 h. Même s'ils se montraient très stricts envers nous, nous savions qu'ils se souciaient énormément de nous et qu'ils étaient pleinement engagés dans notre éducation et notre développement spirituel.

Les Pères étaient également de précieux mentors. Ils passaient du temps avec nous après les heures de classe, pour discuter de littérature et de poésie, écouter des œuvres musicales de maîtres européens et analyser des opéras allemands et italiens. Cette éducation très complète m'a insufflé un amour pour les arts que j'ai conservé à ce jour.

Parallèlement à cette éducation très riche, j'avais la chance de vivre dans une ambiance chaleureuse et aimante à la maison. Ces deux piliers de mon enfance m'ont permis d'acquérir les valeurs qui sont distillées au fil de ces pages.

Mon père, qui était médecin, représentait un modèle. Facile à vivre, toujours souriant, il paraissait être la personne la plus heureuse du monde. Cet homme au grand cœur voyait le bien en chacun et en toute chose. Même si notre situation financière était parfois précaire, mon père, un fervent chrétien, faisait toujours des dons généreux à des œuvres caritatives sans jamais se soucier de l'argent. Il irradiait la foi et l'optimisme. Mon père m'a transmis l'amour de la vie et le respect envers Dieu.

Ma mère, en revanche, avait une personnalité sérieuse et calculatrice. Elle était dotée d'une vive intelligence, d'une mémoire photographique et d'un remarquable esprit critique. Elle faisait preuve de perspicacité et de force, et elle se montrait aimante et dévouée à sa façon. Par-dessus tout, elle était remplie d'une profonde sagesse au sujet de la vie. Dans l'ensemble, ma mère m'a enseigné les vertus du travail assidu et de l'attention méticuleuse aux détails, et elle m'incitait à exceller par tous les moyens possibles. Elle m'a appris l'art de la réflexion fondée sur des principes, les techniques de communication efficace et la valeur de la modération en toute chose.

Afin de rester un étudiant d'honneur, je n'avais d'autre choix que d'étudier continuellement, y compris les samedis et dimanches. Cependant, je souhaitais aussi adopter l'approche *joie de vivre* de mon père : me plonger avec délectation dans la lecture de bons romans, réciter de la poésie, écouter de la musique et communiquer avec la nature. Je désirais également assouvir ma passion pour la peinture et jouer au squash.

Par conséquent, je devais m'organiser pour trouver le temps d'accomplir tout ce que je voulais faire. C'est alors que j'ai commencé à chercher des moyens de gérer plus efficacement mon temps et les différents aspects de ma vie. Et c'est à ce moment, je suppose, que ce livre a commencé à prendre forme.

J'ai commencé par lire divers livres d'histoire et de philosophie, des biographies et des manuels de développement personnel. Au fond, si l'on y pense, tous ces livres reflétaient essentiellement les opinions d'autres personnes, reposant sur leurs propres expériences, y compris leurs erreurs et les enseignements qu'elles en avaient tirés. Les leçons que ces livres m'ont inspiré au fil des ans m'ont été infiniment précieuses. À travers elles, j'ai appris des erreurs des autres. Peu à peu, j'ai commencé à remarquer que certaines façons de se comporter, de réagir et de s'organiser pouvaient rendre la vie plus simple, moins stressante et plus agréable.

Deux de mes règles étaient nées.

Parallèlement à la lecture, je me tournais fréquemment vers des personnes que j'estimais, entre autres mes enseignants mentors et mes parents, pour leur demander conseil. Et je prenais toujours des notes avec diligence (l'un de mes petits secrets dans la vie !), et surtout, je les consultais régulièrement.

D'autres règles ont suivi.

Tout au long de ma vie, je me suis efforcé d'absorber les opinions des autres, comme une éponge. J'ai toujours pensé que chacune des personnes que je rencontrais avait une perle unique de sagesse à partager. J'ai énormément appris des propos et des conversations informelles avec des amis, des connaissances, des patients, des étudiants et des collègues. Aussi, j'avais (et j'ai toujours) pour habitude de tirer de précieux enseignements de gens que je ne croisais qu'une fois, comme les serveurs, les chauffeurs de taxi, les commerçants, les représentants, les femmes de ménage et le personnel hôtelier. Même lorsque j'entendais quelqu'un exprimer une opinion de prime abord extravagante, je la prenais au sérieux et l'évaluais, au moins pendant quelques secondes (un autre de mes petits secrets dans la vie). Certaines idées des plus farfelues s'avèrent souvent être des perles de sagesse déguisées—une inspiration originale livrée de manière impromptue.

La liste de mes règles continuait à s'allonger.

Lorsque j'ai intégré l'université McGill en tant que professeur agrégé, j'enseignais la chirurgie esthétique et reconstructrice du visage. J'ai alors appris combien il était gratifiant d'aider des patients à retrouver l'estime d'eux-mêmes, et parfois, ce faisant, de changer leur vie.

Plus tard, j'ai commencé à présenter certaines de ces règles à mes étudiants diplômés dans le cadre d'un cours périscolaire. Le succès fut immédiat. Les étudiants étaient à la fois amusés et frappés par la simplicité et l'efficacité de ces règles. Cela m'a encouragé à en rajouter d'autres sur ma liste. Peu après, j'ai été invité à faire un discours dans le cadre de la Conférence Annuelle James Baxter de l'université McGill, un évènement spécial où étaient conviés les autres professeurs de mon département. L'accueil chaleureux reçu par les douze premières règles, que j'avais intégrées à mon discours, m'a encouragé à en faire des présentations lors de diverses conférences médicales.

Avec le temps, la liste des règles s'allongeait.

Avance rapide jusqu'à aujourd'hui.

Après avoir présenté et parlé de mes règles pendant des années avec mes étudiants et le public de mes conférences, j'ai finalement décidé de les compiler dans un livre.

Les voici donc, mes 27 Règles—une série de techniques et de stratégies qui vous aideront à vous sentir plus heureux, à obtenir plus de succès et à entretenir de meilleures relations, et par là-même, à ressentir davantage de bien-être et de sérénité.

Ces règles offrent d'incroyables avantages :

- Vous découvrirez les secrets qui vous permettront de vaincre la procrastination et d'agir immédiatement ;
- Vous apprendrez comment éliminer, déléguer ou réduire vos différentes tâches afin de simplifier votre vie quotidienne ;
- Vous maîtriserez l'art d'effectuer une tâche à la fois et de jouir d'une vie automatisée ;
- Vous apprendrez à planter les graines de la communication intelligente et à en récolter les fruits ;
- Vous découvrirez le pouvoir transformateur de la posture et du regard, ainsi que l'impact de la présentation physique ;
- Vous aurez accès à quelques secrets relatifs à la santé et à la longévité ;
- Vous comprendrez la nécessité vitale de vous fier à votre instinct dans toute situation sociale ;
- Vous apprendrez à demander ce que vous voulez et à l'obtenir dans 50 % des cas ;
- Vous découvrirez le pouvoir de l'approche « écouter d'abord, parler ensuite » ;
- Vous comprendrez pourquoi le silence est parfois votre meilleure réponse ;
- Vous verrez en quoi la gratitude peut transformer votre vie ;
- Vous réaliserez que vivre le moment présent est l'une des voies les plus puissantes vers l'épanouissement.

Et bien plus encore.

Dans chacun des vingt-sept chapitres de ce livre, vous trouverez des exemples concrets de ce qu'il faut faire ou ne pas faire, ainsi que des conseils pratiques pour gérer votre temps, votre travail, votre stress, votre cercle familial et amical, ou encore vos collègues de travail. L'objectif est de vous aider à mener une vie plus fructueuse et plus agréable.

Tout est là.

Enfin, à ce jour, j'ai gardé l'habitude d'apprendre continuellement de mes erreurs et de celles des autres, de la sagesse des livres et des opinions de tous et de chacun.

J'ai utilisé cette approche au fil des ans, tout au long de ma ***Vie****,*
pour trouver mon chemin dans la ***Vie***
et établir les principes qui me guident dans la ***Vie****.*
Et peu à peu, l'une après l'autre,
les Règles universelles de la ***Vie****… ont pris* ***Vie*** *!*

RÈGLE UNIVERSELLE

1

FAITES-LE MAINTENANT, PERFECTIONNEZ-LE PLUS TARD

Perdez l'habitude du « je vais... »

Le phénomène du « je vais »

Tous les ans au mois de janvier, des millions de personnes prennent de bonnes résolutions pour la nouvelle année. C'est une période joyeuse et remplie d'espoir.

Demandez aux gens ce qu'ils désirent accomplir ou espèrent réaliser durant l'année, et vous obtiendrez invariablement des réponses du style : « Je veux : perdre du poids, améliorer mes finances, changer d'emploi, faire davantage d'exercice, donner un second souffle à une relation, apprendre à gérer mon stress, arrêter de fumer, prendre plus de temps pour moi. »

Mais selon le magazine *U.S. News & World Report*, le taux d'échec concernant les bonnes résolutions du Nouvel An tourne autour de 80 pour cent, et la plupart des gens perdent leur détermination à la mi-février.

Pourquoi ? Parce qu'au moment de passer à l'action, on tergiverse, on hésite, on remet à plus tard.

On attend d'avoir du temps libre, le jour idéal, la bonne saison, d'être de meilleure humeur ou que les conditions du marché soient optimales. Ou bien on temporise en attendant d'avoir réglé un problème de santé, d'avoir aplani un conflit avec sa belle-famille ou d'avoir mis de l'argent de côté à la banque.

Au lieu d'adopter l'attitude « je le fais maintenant », on retombe dans le travers du « je vais… » : « Je vais arrêter les sucreries (dès la semaine prochaine) ; je vais m'arranger pour que nous puissions dîner ensemble (très bientôt) ; je vais prendre un abonnement à la salle de sport et je commencerai à faire de l'exercice (dès que j'aurai été payé) ; je vais rédiger mon CV (juste après les vacances) ; je vais dormir au moins sept heures par nuit (à partir du mois prochain) ; je vais mettre fin à mon obsession de consulter sans cesse mon téléphone (après avoir répondu à tous mes e-mails). » Et ainsi de suite.

Cette habitude du « je vais » présente deux problèmes majeurs.

Le premier, c'est que les intentions et les résolutions ne mènent nulle part, bien qu'étant formulées en toute bonne foi, et avec enthousiasme et détermination. *Intention n'est pas synonyme d'action.* Au contraire, on reste cantonné dans notre zone de confort, évitant ainsi les risques et ratant les opportunités d'évolution.

Le second problème, c'est que, même lorsque les conditions idéales sont réunies, un nouvel obstacle surgit comme par enchantement, et le plan d'action est remplacé par un autre vœu pieux du style « je vais ». On dévie facilement de sa trajectoire, la moindre distraction servant de prétexte pour éviter de changer ses comportements. Résultat : on n'arrive jamais à réaliser ses rêves.

On échoue parce qu'on ne commence jamais !

Le piège de la procrastination

La procrastination, à savoir la tendance à remettre systématiquement certaines tâches au lendemain, est un handicap humain courant qui transforme nos belles résolutions en vaines promesses.

La procrastination bloque tout. C'est une forme de paralysie, qui empêche des millions de personnes d'obtenir ce qu'elles souhaitent vraiment et de réaliser leurs rêves. Elle entrave la productivité et sape la joie de vivre. Enfin, elle réduit à néant les possibilités d'épanouissement. Lorsque l'on procrastine, les raisons habituelles de remettre à plus tard prennent le dessus, atténuent notre sentiment de culpabilité et nous éloignent de nos objectifs.

Mais pourquoi procrastinons-nous ?

Est-ce dû à la paresse ? Il est beaucoup plus simple de retarder et d'attendre que d'être discipliné et d'agir.

Est-ce parce que sommes modelés par nos habitudes ? Les habitudes sont addictives et difficiles à changer. Nous nous enlisons dans notre routine, et la volonté n'est pas suffisante pour nous en libérer.

Est-ce lié à notre peur sous-jacente de l'échec ? La prise de risque représente toujours un défi et déclenche une angoisse de l'inconnu chez bon nombre d'entre nous. Nous redoutons l'échec et ne supportons pas le rejet.

Je dirais que la procrastination est la résultante de ces trois facteurs. Mais que peut-on faire pour la vaincre ? Existe-t-il une astuce simple et efficace ?

La réponse est oui.

Quand la pomme de Newton commença à tomber… et continua à tomber

C'était durant une chaude nuit d'été, en 1726.

Le Dr William Stukeley, un éminent médecin, dînait avec son ami Sir Isaac Newton, le célèbre mathématicien et physicien anglais. Après un excellent repas, ils sortirent tous deux dans le jardin pour terminer la soirée autour d'une tasse de thé.

Dans sa biographie *Mémoires sur la vie de Sir Isaac Newton*, publiée en 1752, Stukeley rapporte que Newton et lui savouraient une tasse de thé à l'ombre de quelques pommiers, lorsque Newton lui fit remarquer qu'il « s'était trouvé dans la même situation [lorsque] la notion de gravitation lui était venue à l'esprit. Elle fut provoquée par la chute d'une pomme tandis qu'il se tenait assis dans un état d'esprit méditatif. Il s'était alors demandé pourquoi cette pomme tombait toujours perpendiculairement sur le sol. »

Newton, considéré comme l'un des scientifiques les plus influents de tous les temps, est parti de ce simple constat pour établir ses trois lois universelles du mouvement et les exposer dans son ouvrage *Philosophiae Naturalis Principia Mathematica* (Principes mathématiques de la philosophie naturelle), publié en 1687.

Dans sa première loi, Newton énonce un principe qui peut se résumer ainsi :

Tout objet au repos—reste au repos, à moins que quelque force n'agisse sur lui, et

Tout objet en mouvement —reste en mouvement, à moins que quelque force n'agisse sur lui.

Cette loi de la physique pourrait tout aussi bien s'appliquer au comportement humain.

Elle nous révèle que :

Si l'on ne fait *rien*,
on n'obtient *rien*—et on reste au point zéro.
Mais dès que l'on se met à *bouger*,
on continue à *bouger*—et on finit par réaliser des choses.

Newton nous livre tout simplement le plus grand secret de la réussite:

Lancez-vous simplement dans l'action… et le reste suivra !

Sir Isaac Newton est mort en Angleterre en 1727, mais son célèbre pommier se dresse encore aujourd'hui dans le verger du manoir de Woolsthorpe, où il a vécu.

De temps à autre, une pomme commence à tomber… et continue de tomber, continuant à nous rappeler, une fois de plus, la première loi du mouvement de Newton !

La phrase qui propulsa un futur auteur de best-sellers

Voici une autre anecdote révélatrice.

Elle concerne Glenn Plaskin, un auteur américain reconnu qui luttait contre la procrastination lors de l'écriture de son premier livre.

À l'âge de vingt-cinq ans, il était venu s'installer à New York. Il avait une idée brillante en tête pour son prochain roman, qu'il espérait voir devenir un best-seller. Après avoir rencontré divers éditeurs, il eut la chance de décrocher un contrat.

Cependant, durant les deux premières années de l'écriture de ce qui allait devenir une biographie de six cent pages, il n'arrivait pas à travailler de manière efficace. Il se sentait souvent dépassé par l'ampleur de la tâche. Et il se laissait facilement distraire par des activités qui n'étaient en rien liées à l'écriture.

Un jour, en désespoir de cause, il décida d'aller consulter une thérapeute, à qui il se plaignit de ne pas avoir envie d'écrire et de ne pas arriver à entrer dans le sujet.

Elle l'arrêta net. « Qu'est-ce qui vous fait penser que vos états d'âme m'intéressent ? », demanda-t-elle.

Il fut stupéfait, décontenancé, et se sentit même offensé. « *N'est-ce pas pour ça que je vous paie ? Pourquoi mes états d'âme ne vous intéresseraient-ils pas ?* » pensa-t-il.

« Je ne m'intéresse pas à ce que vous *ressentez* », dit-elle en haussant les épaules. « Je m'intéresse à ce que vous *faites.* »

Ce moment fut un déclic pour Glenn. Cette simple et brillante observation changea le cours de sa vie. Il avait découvert la première loi du mouvement de Newton : *il lui suffisait de commencer pour trouver l'élan nécessaire.*

Il n'avait plus besoin de se sentir motivé. Il se plongeait simplement dans l'écriture, sans essayer d'écrire des chapitres entiers d'une seule traite. Il décomposait le contenu du livre en petits fragments et rédigeait un passage à la fois. Il n'essayait plus de perfectionner chaque paragraphe. Il continuait, tout simplement. Il avait l'impression de reconstituer un puzzle. Il ne s'attendait plus à tout écrire en une seule fois, mais procédait par étapes.

Finalement, son livre est devenu un best-seller cité dans le *New York Times* et le *Los Angeles Times.*

Sa plus grande découverte, l'ultime leçon de vie qu'il a retenue, c'était de commencer à agir immédiatement. Certes, il lui a fallu trois ans et demi pour y arriver, mais il l'a fait.

Vous pouvez le faire, vous aussi.

Le phénomène du « Faites-le maintenant »

Comme vous l'aurez deviné à ce stade, la formule magique pour se mobiliser consiste à éliminer ces deux mots de son vocabulaire : *Je vais.*

Faites quelque chose, n'importe quoi, du moment que vous le faites maintenant.

C'est plus simple que vous ne le pensez.

Supposons que vous ne cessiez de vous répéter que vous allez écrire une lettre à un bon ami, mais que vous ne trouviez jamais le bon moment pour passer à l'action. À force de vouloir écrire une lettre parfaite, vous finissez par ne rien écrire du tout. La solution ? Asseyez-vous *maintenant* et écrivez quelques mots, par exemple « Je voulais juste te dire bonjour » ou « Comment vas-tu ? ». Rédigez des phrases courtes et simples, puis envoyez-les par SMS ou par e-mail *maintenant*. C'est incroyable de voir combien il est simple de vaincre la procrastination dès que l'on fait le premier pas, aussi minime soit-il.

Ou imaginons que vous ayez envie de lire un livre, mais que vous ne trouviez jamais le temps de vous y mettre. Essayez de prendre le temps de lire un passage pendant cinq ou dix minutes, *maintenant*. La suite du livre peut attendre un autre « *maintenant* », peu importe quand il viendra.

Ou si vous êtes toujours trop fatigué ou qu'il est toujours trop tard pour aller à la salle de sport, essayez de vous entraîner même dix ou quinze minutes, dès que vous disposez d'un petit « *maintenant* » de libre. Même en vous exerçant seulement quinze minutes par semaine, cela fait malgré tout un total de soixante minutes par mois. Ce n'est peut-être pas l'idéal, mais c'est certainement mieux que de ne rien faire du tout, et ce sera tout de même bénéfique à votre santé.

Autrement dit :

Commencer—vous donne un élan.

Comme l'énonce la première loi du mouvement de Newton : *un objet en mouvement reste en mouvement*. Une fois que vous aurez commencé une tâche, vous aurez beaucoup plus de chances de la terminer. Et comme l'a exprimé Mark Twain dans une célèbre formule qui lui est attribuée : « Le secret pour aller de l'avant, c'est de commencer. »

Vous n'êtes donc pas tenu de tout faire en un seul jour. Divisez les tâches qui paraissent insurmontables en de petites portions plus réalisables. J'ai appliqué le même principe pour l'écriture de ce livre. Je n'ai pas cherché à l'écrire d'un trait. Je rédigeais une ou deux pages à chaque fois, dès que je disposais d'un « *maintenant* » de libre.

Enfin, inspirez-vous de cette observation du romancier Nathaniel Hawthorne : « Ne rien faire est le moyen de ne rien être ! »

Le danger du perfectionnisme

Agir *maintenant* offre un autre avantage : il atténue l'obsession d'agir parfaitement.

Le perfectionnisme est un fardeau lourd à porter. L'idée obsessionnelle de devoir réaliser un travail parfait au moment parfait est une forme d'auto-sabotage qui pousse inévitablement à ne rien entreprendre.

Renoncez au perfectionnisme.

Même commencer maladroitement est toujours préférable à ne pas commencer du tout. Faites quelque chose maintenant, aussi imparfaite cette chose soit-elle, en sachant que vous pourrez l'améliorer plus tard.

RÈGLE 1

dans une coquille de perle

Faites-le maintenant, perfectionnez-le plus tard

Perdez l'habitude du « je vais… »

- *On échoue parce qu'on ne commence jamais*
- Imitez la pomme de Newton :
  Commencez à bouger… et le reste suivra
- *Renoncez au perfectionnisme*
- *Faites juste quelque chose, n'importe quoi, mais faites-le maintenant*
  Et plus tard, vous pourrez le perfectionner

RÈGLE UNIVERSELLE

2

DEMANDEZ UNE FOIS CE QUE VOUS VOULEZ

Et vous l'obtiendrez 50 % du temps

Le phénomène du « trop poli »

Vous entrez dans un restaurant chic en compagnie de votre conjoint pour dîner.

L'hôtesse confirme votre réservation et vous invite à la suivre. Ce que vous faites. En marchant derrière elle, vous remarquez deux jolies tables pour deux qui sont disponibles, l'une près de la fenêtre et l'autre face à la cheminée.

Mais l'hôtesse vous conduit au fond du restaurant, vers la pire table que l'on puisse trouver, prise en sandwich entre les portes de la cuisine et l'entrée des toilettes.

Un seul coup d'œil à cette misérable table, et vous savez que vous n'en voulez pas. Pourtant, non seulement vous acceptez le choix de l'hôtesse, mais vous allez même jusqu'à la remercier !

Et pendant les deux heures qui suivent, vous endurez une situation tout à fait désagréable : le bruit des portes battantes de la cuisine sur votre gauche et le flux peu ragoûtant des clients entrant et sortant des toilettes sur votre droite. C'est un cauchemar.

Mais pourquoi avez-vous accepté cette table ? Pourquoi n'avez-vous pas demandé à l'hôtesse de vous installer à l'une des deux tables mieux placées ?

Et pourquoi l'avez-vous remerciée d'avoir suivi la règle tacite qu'appliquent de nombreux restaurants : conserver les meilleures tables pour les clients exigeants, et réserver les moins désirables à des inconnus plus accommodants ?

Pourquoi avez-vous gardé le silence ? Pourquoi ne vous êtes-vous pas affirmé ? Est-ce parce que vous vouliez éviter de faire une scène ? Parce que vous ne vous en sentiez pas le droit ? Ou par pur conformisme, afin de ne pas déplaire aux autres ?

Probablement pour ces trois raisons.

L'antidote au « trop poli »

Je reprends ma question : pourquoi êtes-vous resté silencieux et avez-vous même exprimé de la gratitude alors que l'hôtesse vous menait vers la pire table du restaurant ?

Je comprends que vous n'ayez peut-être pas envie de vous comporter comme ces clients odieux, insistants et bruyants, que des personnes polies telles que vous considèrent avec mépris. Cependant, vous n'avez pas à passer d'un extrême à l'autre. Vous n'êtes pas tenu de devenir la personne trop résignée pour argumenter ou trop polie pour demander—le paillasson !

Je suggère un simple compromis.

Demandez—une seule fois—ce que vous souhaitez.

Qu'il s'agisse d'obtenir une réduction, une faveur, une chambre d'hôtel plus jolie, une meilleure offre, un vol plus pratique ou un rendez-vous avec une personne que vous trouvez attirante, commencez par demander ce que vous souhaitez—une fois—même si vous pensez que vos chances de l'obtenir sont pratiquement nulles.

Vous posez simplement une question et vous ne le faites qu'une fois. Ces quelques mots innocents pourraient vous mener au résultat souhaité.

Par exemple, au restaurant, vous auriez pu simplement demander poliment à l'hôtesse de vous placer à l'une des deux bonnes tables que vous aviez remarquées. En demandant une seule fois, vous ne mendierez pas. Vous ne serez pas non plus agressif. Vous ne craindrez pas d'être perçu comme trop exigeant et vous ne vous reprocherez pas plus tard d'avoir été trop poli.

Donc, dans la vie, même si vous êtes timide ou que vous avez tendance à vouloir plaire à tout le monde, demandez une fois ce que vous souhaitez, et vous aurez de bonnes chances de l'obtenir, sous une forme ou une autre.

Stevie Wonder ne s'est pas trompé en disant : « Si vous ne demandez pas, vous n'obtenez rien. »

Et comme l'a fait remarquer l'auteur Peter McWilliams : « Apprenez à demander ce que vous voulez. *Le pire que les gens puissent faire, c'est de ne pas vous donner ce que vous avez demandé, ce qui vous laisse précisément dans la situation où vous étiez avant de demander !* »

Vous n'avez vraiment rien à perdre !

Vous n'obtiendrez peut-être pas tout ce que vous souhaitez, mais occasionnellement, vous pourrez en obtenir une partie. C'est toujours mieux que rien.

Enfin, si vous avez un peu plus de courage, vous pouvez même aller plus loin et demander… deux fois !

Toutefois, en agissant ainsi, vos chances d'obtenir ce que vous voulez ne seront que légèrement supérieures.

Les six « musts » de l'art de demander

Lorsque vous demandez quelque chose, essayez d'adhérer aux directives suivantes :

- *Commencez par des mots efficaces comme « J'aimerais » ou « Puis-je »*
  En commençant par « Je », comme dans « Je souhaiterais » ou « Je préférerais », vous vous affirmez et vous vous focalisez sur ce que vous désirez, et non sur ce qui pose problème. À défaut, vous pouvez utiliser « Pourrais-je » et « Pourriez-vous. »
- *Soyez bref*
  Plus vos phrases sont longues, moins vous êtes persuasif, car vous pouvez donner l'impression d'hésiter.
- *Restez réaliste*
  Vous ne pourrez obtenir ce que vous souhaitez que si vos demandes sont réalistes. Comme l'a noté Goethe : « Si vous voulez obtenir une réponse sage, posez une question raisonnable. »
- *Gardez une attitude cordiale*
  Si vous êtes poliment sûr de vous, il est plus que probable que le monde vous accordera ce que vous avez demandé.
- *Maintenez un contact visuel direct*
  Cet aspect sera expliqué plus en détail dans la Règle 4.
- *Et restez silencieux une fois que vous avez demandé ce que vous vouliez*
  Ne dites pas un mot de plus. Le silence entre la demande et la réponse est crucial. Si vous continuez de parler, vous laisserez le temps à votre interlocuteur de trouver une excuse pour ne pas se conformer à vos souhaits.

L'art de demander

Demander de façon intelligente est une forme d'art. Et, comme dans tout art, la pratique est de mise.

Voici quelques suggestions de formules adaptées à diverses situations :

- *Si vous souhaitez une réduction :*
  « Pourriez-vous me proposer un meilleur prix ? » ou
  « Si j'en achète deux, puis-je avoir une réduction ? »
- *Si vous demandez un service :*
  « J'aimerais modifier la date de mon vol » (même si la politique de non-remboursement est censée être gravée dans le marbre).
  « Nous préférerions la table qui se trouve dans le coin. »
  « Puis-je libérer la chambre à 16 h au lieu de 11 h ? » (même si on vous autorise à quitter la chambre à midi, vous serez déjà gagnant).
- *Si vous voulez faire connaissance :*
  « Bonjour » est toujours la meilleure formule : facile, simple, rapide et efficace—que ce soit lors d'un cocktail, d'une réunion professionnelle ou d'une rencontre dans un ascenseur. Universellement bien accueillie, elle suscite presque toujours une réponse amicale qui peut permettre d'entamer une conversation plus longue.
  « Comment allez-vous ? » est un excellent second choix. D'autres formules comme « Magnifique journée, n'est-ce pas ? » et « Tout se passe bien ? » permettent de briser la glace et sont plus commodes que les questions classiques trop précoces pour être posées : « D'où êtes-vous ? » et « Que faites-vous dans la vie ? ».

Le phénomène du « trop désespéré »

Comme je l'ai expliqué, demander une fois ce que vous souhaitez est une approche pratique et efficace dans la plupart des situations, et vous obtiendrez ce que vous désirez dans 50 % des cas, et cela suffira à satisfaire l'essentiel de vos demandes et besoins quotidiens.

Mais si ce que vous souhaitez est extrêmement important pour vous, et que votre qualité de vie en dépend grandement, demander une fois ne suffira pas.

Par exemple :

- Si vous demandez un prêt pour sauver votre entreprise de la faillite ;
- Si vous souhaitez entamer une relation intime avec une personne que vous pensez être l'amour de votre vie ;
- Si vous voulez faire une offre d'achat pour une maison que vous adorez ;
- Si vous devez subir une grave opération et que vous souhaitez faire appel au chirurgien le plus expérimenté dans ce domaine, même si ce dernier est trop occupé pour accepter de nouveaux patients ;
- Si vous espérez décrocher l'emploi de vos rêves dans une entreprise compétitive ; ou
- Si vous avez besoin de l'aide de vos frères et sœurs pour prendre soin d'un parent malade.

Dans de tels cas, lorsque vous êtes désespéré, que ce que vous souhaitez obtenir est crucial pour vous, et qu'un échec serait un coup dur insupportable, il est hors de question de vous contenter d'un pourcentage de 50 % de chances d'obtenir ce qui vous est indispensable.

Et quand les enjeux sont élevés, on perd sa timidité et sa fierté. Le phénomène du « trop poli » disparaît pour faire place au phénomène du « trop désespéré » !

Dans ces circonstances, vous n'avez d'autre choix que de continuer à demander. Mais selon vous, combien de fois seriez-vous prêt à renouveler votre demande ?

Eh bien, je laisserai un certain Colonel vous apporter la réponse !

Ne soyez pas une poule mouillée— quand il s'agit de poulets

Durant la Grande dépression, Harland Sanders, un quarantenaire propriétaire d'une station-service, mit au point une recette de poulet frit qu'il servit à ses clients.

Au fil du temps, il améliora sa recette secrète et s'installa dans un établissement plus spacieux. Sa réputation et sa clientèle ne cessèrent de croître, jusqu'au jour où la chance tourna : suite à la construction d'une voie rapide qui traversait sa ville du Kentucky, le trafic diminua sur sa route.

Le pauvre Colonel, comme on le surnommait, fit faillite. Il savait qu'il ne pourrait survivre avec sa maigre pension de retraite. Il était désespéré et avait absolument besoin d'un partenaire avec lequel il pourrait créer une franchise de restaurants de poulet frit.

Il entreprit donc de faire le tour des restaurants de sa région, à la recherche de l'associé idéal. La nuit, il dormait dans sa voiture.

Son offre était continuellement rejetée, mais il continuait à demander, car il ne pouvait pas se permettre de ne pas obtenir ce qu'il voulait.

Jusqu'au jour où il réussit enfin à trouver un restaurateur qui accepta sa proposition.

Mais d'après vous, combien de fois le Colonel Sanders a-t-il dû demander ce qu'il voulait ? Dix fois ? Vingt ? Trente ? Cent ?

Non—mille fois !

Car, pour Sanders, c'était une question de vie ou de mort. Il ne pouvait se permettre d'échouer.

Et, à partir de là, la chaîne *Colonel's Kentucky Fried Chicken* est devenue une entreprise internationale brassant des milliards de dollars.

Et vous ? Si vous étiez désespéré, combien de fois pourriez-vous demander ce que vous souhaitez ?

Inutile de vous creuser la tête. Le phénomène du « trop désespéré » vous apportera certainement la réponse.

C'est simple. Plus vous êtes désespéré, plus vous finirez par répéter vos demandes !

RÈGLE 2

dans une coquille de perle

Demandez une fois ce que vous voulez

Et vous l'obtiendrez 50 % du temps

- *Ne soyez pas un paillasson !*
- *Demandez une fois ce que vous voulez*
- Occasionnellement, *demandez deux fois* si vous êtes courageux, et *mille fois* si vous êtes désespéré
- *Vous n'avez vraiment rien à perdre !*

RÈGLE UNIVERSELLE

3

COMMENCEZ TOUTE CRITIQUE PAR UN COMPLIMENT,

ET TOUT ARGUMENT PAR UN ACCORD

Comment critiquer et argumenter, tout en restant estimé et respecté

L'Art de Critiquer

Une cicatrice est à jamais indélébile

Personne n'aime faire l'objet de critiques, même si elles sont constructives.

Nous avons tous ressenti de la colère et de la honte après avoir été réprimandés par un parent, un professeur, son conjoint, un patron, un collègue ou même l'un de ses enfants. En un instant, nous nous sentons blessés lorsque la personne antagoniste se déchaîne sur nous et dresse un inventaire de nos défauts et de nos mauvais comportements. Nous avons tendance à percevoir les commentaires critiques comme des attaques malveillantes et mesquines. Tout au moins, ils nous mettent sur la défensive.

Un mot dur peut laisser une cicatrice. Et comme une cicatrice, il peut nous marquer à vie. On se souvient à jamais de telles remarques.

Une critique est éternelle.

C'est pourquoi il est crucial de maîtriser l'art de la critique constructive. Cette compétence vitale peut vous être profitable, à vous et aux personnes de votre entourage.

Un cerveau biaisé

En tant qu'humains, nous avons tendance à déprécier les autres.

Nous sommes enclins à sous-évaluer leurs contributions et à nous focaliser sur leurs travers. Nous ne remarquons pas leurs qualités, mais nous nous concentrons uniquement sur leurs défauts. Nous leur attribuons la faute et le blâme plus souvent que nous ne leur adressons notre appréciation et nos félicitations. Nous sommes prompts à critiquer et lents à louer.

Pourquoi ? Parce que le cerveau humain est programmé pour réagir aux actions imparfaites des gens de manière émotionnelle plutôt que rationnelle. Selon des recherches réalisées par le professeur Scott Huettel de l'université de Duke, le blâme et l'éloge sont traités dans différentes parties du cerveau. Le blâme est géré dans la zone dédiée aux émotions, tandis que l'éloge est traité dans la partie dédiée à la raison.

Il en résulte que les gens ont tendance à considérer que les comportements positifs sont simplement accidentels, alors que les mauvais comportements sont intentionnels. C'est pourquoi nous nous chamaillons souvent pour rien et nous trouvons des défauts à tout.

Par exemple, combien de mariages échouent à cause d'un excès de critique ? Après des années de vie commune, vous trouvez que votre partenaire est coupable de négligences, d'imprudence ou d'égoïsme. Rien n'est jamais suffisant.

Même si notre critique est ciblée et constructive, elle ne fera que nous attirer des inimitiés. Et elle aboutira rarement au résultat souhaité.

Trouvez le juste équilibre

Différencions-nous de la masse. Reconnaissons les qualités des autres et complimentons-les avant d'identifier leurs défauts et de les critiquer.

Si vous souhaitez émettre une critique envers un collègue, un employé, un membre de votre famille ou un enfant impressionnable, veillez à tempérer soigneusement vos reproches par des compliments.

Commencez toute critique—par un compliment.

En revanche, ne dispensez pas de vaines flatteries à tout le monde. Il est vrai qu'au départ, les gens vous apprécieront, voire vous aimeront, lorsque vous les couvrirez de louanges. Mais ils finiront par tenir pour acquis vos éloges faciles. Vos compliments deviendront sans valeur pour eux, et vous perdrez leur respect. Pire, vous perdrez le respect de vous-même. Vous pouvez duper les gens pour gagner leur affection, mais pas pour gagner leur respect. *Il est plus facile de se faire aimer que de se faire respecter.*

Veillez donc à précéder une critique d'un compliment sincère et authentique. Il s'agit de trouver le juste équilibre.

Afin de rester aimé et respecté en tant que conjoint, parent, ami, collègue ou patron :

Soyez généreux avec vos compliments —
et bref avec vos critiques.

Et surtout, lorsque vous formulez une critique, parlez d'une voix douce et adoptez une attitude respectueuse. Il est plus facile d'accepter une critique si elle est exprimée avec bienveillance.

La pénalité de Pénélope

Voici un scénario courant.

Imaginons que vous soyez à la tête d'une petite entreprise. Votre assistante, Pénélope, fait un excellent travail depuis des années, et gère parfaitement l'organisation de vos rendez-vous et des différentes tâches à accomplir.

Mais, dernièrement, certaines choses lui ont échappé, et des erreurs flagrantes ont été commises. Plus inquiétant, elle a omis d'envoyer à temps vos documents fiscaux à la comptabilité, ce qui vous a valu une lourde pénalité.

Cela vous a profondément irrité. Votre premier réflexe est de la réprimander sévèrement pour sa négligence. Mais ce serait une grave erreur. Tous les liens de bonne entente et de confiance tissés depuis des années seraient irrémédiablement rompus en un instant.

Une meilleure stratégie consiste à dire, sur un ton à la fois doux et ferme : « Pénélope, avez-vous une minute à m'accorder ? Je tiens d'abord à vous dire que vous effectuez un travail remarquable dans la gestion des tâches administratives de notre entreprise, ce que j'apprécie grandement. » Puis vous poursuivez en disant : « Mais dernièrement, vous semblez quelque peu distraite. Vous n'avez pas envoyé mes documents fiscaux à temps, et maintenant, je dois m'acquitter d'une pénalité. »

En commençant par un commentaire positif, avant toute remarque négative, vous exposez le problème de façon claire et nette, sans que cela devienne une attaque personnelle.

Il s'agit d'une approche pondérée et diplomatique.

Le « diamant brut sous la roche »

Avez-vous vu *Aladdin*, le charmant film de Disney ?

Dans ce film, le grand vizir diabolique Jafar, aidé de son perroquet sournois Iago, est à la recherche d'une lampe magique dissimulée dans la Grotte aux Merveilles. Mais le tout-puissant Jafar s'avère incapable de la récupérer. Il n'a pas ce qu'il faut.

Seule une personne l'a.

Il s'agit d'Aladdin, un gamin des rues à l'apparence modeste et sans prétention. Malgré son allure terne et son comportement désinvolte, Aladdin est le seul à posséder le talent nécessaire pour se procurer la lampe si convoitée.

Il possède *un diamant brut sous la roche*—un talent caché sous un aspect extérieur simple et banal.

En fait, chacun de nous possède un diamant brut sous la roche. Il est étonnant de constater à quel point bon nombre d'entre nous avons tendance à nous culpabiliser à propos de nos défauts et de nos faiblesses, et combien il nous est facile de sous-estimer nos qualités. Dans notre esprit, nos points forts sont souvent éclipsés par nos défauts et nos points faibles.

Il en va de même pour notre perception des autres. Il nous est facile de repérer leurs lacunes, mais difficile d'identifier leurs points forts. C'est par leurs défauts qu'ils se démarquent à nos yeux. C'est pourquoi votre première tâche consistera à ne pas vous laisser distraire par les défauts évidents en passant à côté du joyau qui se cache à l'intérieur.

D'après l'une de mes maximes préférées :

Sous chaque roche, il y a un diamant brut !

Cela est vrai pour vous et pour toutes les personnes que vous croisez, quelque grossière que soit leur apparence.

Par conséquent :

Cherchez *le diamant brut sous la roche.*

Ne vous contentez pas d'effleurer la surface rugueuse de cette roche. Creusez profondément et remontez à la surface ce diamant brut caché. Prenez le temps de chercher les qualités des gens, puis veillez à les complimenter avant de vous jeter sur leurs défauts et de les critiquer.

Une fois que vous aurez fait cela :

Multipliez vos compliments—et limitez vos critiques.

Incisez, puis recousez s'il vous plaît

Former des étudiants en chirurgie est une responsabilité que je prends très au sérieux.

Les internes sont des médecins qui étudient une spécialité, qui sont sur le point de terminer leur cursus et sont impatients de prendre leur envol. Ces jeunes chirurgiens doivent travailler d'arrache-pied pendant douze à quinze ans, voire plus, pour perfectionner leurs compétences en tant que spécialistes. Comme l'on peut s'y attendre, ils sont extrêmement intelligents et motivés.

Dans certaines institutions médicales, l'objectif premier de la formation est d'apprendre aux étudiants à dispenser des soins médicaux et à pratiquer des interventions chirurgicales, puis de suivre de près leur progression, afin de les informer de leurs erreurs et de la manière de les corriger. Autrement dit, il s'agit d'une approche axée sur la *correction des erreurs.*

Mais, dès que j'ai commencé à enseigner, j'ai décidé que mes échanges avec les internes seraient fondés sur des *feedbacks positifs et négatifs.* Lorsque je travaille avec eux, tandis qu'ils apprennent de moi, j'en apprends à leur sujet. Je les observe afin de détecter leurs points forts et leurs points faibles, puis je mets en évidence le positif avant de souligner les aspects négatifs.

Lorsqu'on m'a proposé un poste de professeur à l'université McGill, il s'agissait d'enseigner la chirurgie plastique du visage à des internes qui se spécialisaient dans la chirurgie de la tête et du cou. Outre de nombreuses conférences sur la chirurgie faciale, je dispense aux internes plusieurs cours périscolaires, dont un qui porte sur ce que j'appelle *Les Règles Universelles de la Chirurgie.*

Ce cours se déroule dans un établissement universitaire ultra-moderne, le Centre de Simulation Médicale, où les étudiants s'exercent généralement sur des mannequins en mousse ou des cadavres d'animaux, plutôt que sur des patients réels, ce qui n'est évidemment pas une mauvaise idée ! Dans le cadre de ce cours, je fais la démonstration de mes techniques chirurgicales, à l'aide d'une caméra focalisée sur mes mains. Je montre ainsi aux étudiants comment, par exemple, pratiquer une incision idéale et comment la refermer correctement.

Je demande ensuite aux participants de répéter la procédure sur leur poste respectif. Pendant qu'ils le font, je me déplace de poste en poste pour vérifier comment chacun s'en sort.

Encore une fois, mon objectif n'est pas simplement d'identifier les erreurs des étudiants, mais surtout de faire quelque chose d'encore plus important : *découvrir et développer leur talent spécial caché—leur diamant brut sous la roche.* Je m'intéresse à ce qu'ils exécutent particulièrement bien, ce en quoi ils sont très doués, ce qui leur vient naturellement.

Ainsi, par exemple, je pourrais leur adresser des critiques constructives telles que :

« Bon travail, Dr. A. Vos mains sont très stables. C'est parfait. Je vous suggère également d'utiliser trois doigts au lieu de deux lorsque vous tenez le scalpel pour pratiquer une incision. »

« Dr. B., votre posture générale est excellente durant l'opération. Cela vous évitera des maux de dos à l'avenir. Vous avez également une coordination main-œil bien développée. Bravo. Maintenant, je vous suggère de placer la paume de votre main sur la peau, près de l'incision, afin de mieux stabiliser les doigts durant la chirurgie. »

« J'apprécie la façon dont vous fermez la plaie, Dr. C. Vos mouvements sont synchronisés, et vos points sont placés exactement dans la bonne séquence. Au fait, plutôt que de tenir la pince loin de son extrémité, essayez de rapprocher vos doigts de celle-ci. Ainsi, vous fatiguerez moins les muscles de votre main. »

Ainsi, comme vous le voyez, mon système consiste à trouver les points forts de mes étudiants et à les renforcer, avant de rechercher leurs points faibles et de les corriger.

Ce système fonctionne-t-il ? Oui. Les étudiants semblent vraiment apprécier cette approche. De fait, j'ai eu l'honneur de recevoir à plusieurs reprises le Prix du Meilleur Professeur, attribué par vote des internes.

Mais le plus gratifiant pour moi, c'est de voir ces jeunes femmes et ces jeunes hommes exercer leur métier avec fierté, réussir dans leur carrière, mener une vie heureuse et découvrir leur talent unique : *leur diamant brut sous la roche !*

L'ART D'ARGUMENTER

Bâtir des ponts… ou les couper ?

Les disputes argumentatives habituelles—que ce soit avec un partenaire qui se plaint, un client frustré ou un patron agressif—sont une pure perte de temps, et mènent souvent à la déception des deux parties.

Lors d'une querelle, nos déclencheurs émotionnels sont activés, et les esprits s'échauffent. Mais, à mesure que nous nous laissons envahir par nos émotions, la pensée rationnelle se délite. L'escalade des différends entre individus ne fait qu'entretenir une atmosphère d'hostilité. En fin de compte, ces conflits finissent généralement par brûler les ponts au lieu de les construire. C'est comme allumer une étincelle et regarder le feu se propager.

Voilà pourquoi :

C'est une mauvaise idée de commencer une argumentation par...
un argument !

Voici une méthode bien supérieure, bien que contre-intuitive, qui fonctionne vraiment :

Commencez tout argument—par un accord.
Si vous devez vous quereller,
commencez par vous mettre d'accord sur... quelque chose !

Cela instaurera une dynamique amicale, susceptible de rendre l'autre partie plus réceptive à votre point de vue.

Laissez votre rival remporter la première manche... ce qui le rendra plus enclin à vous laisser remporter la seconde.

Toutefois, si vous n'êtes d'accord sur aucun point, dites simplement :

« Je comprends ce que vous voulez dire. »

En agissant ainsi, vous confirmez que vous avez entendu le message que l'interlocuteur essaie de vous transmettre, sans nécessairement vous positionner en accord ou en désaccord !

Deux filles le matin

Il y a quelques années, Denise, une célèbre animatrice de talk-show de Montréal, au Canada, est venue me consulter pour un lifting du visage. C'était une femme séduisante d'une quarantaine d'années, dotée d'une personnalité énergique et charismatique.

Lors de notre entretien, elle m'a confié qu'elle s'était déjà entretenue avec trois autres chirurgiens avant de venir me voir. Elle m'a expliqué qu'elle prendrait sa décision après cette consultation.

Par ailleurs, elle m'a fait savoir qu'elle envisageait de réaliser un documentaire sur son opération, qui serait diffusé dans sa célèbre émission *Deux filles le matin* de la télévision franco-canadienne.

Elle m'a aussi laissé entendre que le chirurgien sélectionné bénéficierait d'une large couverture médiatique, mais qu'il serait également soumis à l'examen du public au niveau national : le résultat de son lifting du visage serait scruté et évalué par des centaines de milliers de téléspectateurs.

Après avoir examiné Denise, je lui ai proposé une combinaison de deux de mes techniques chirurgicales peu invasives : un mini-lifting du visage (le lifting du visage avec une chirurgie minimale et des sutures précises) et un mini-lifting du front (consistant à relever légèrement les sourcils à l'aide de petites incisions cachées).

La réaction de Denise ne s'est pas fait attendre, et elle m'a répondu d'un ton sec : « Les trois autres chirurgiens m'ont conseillé un lifting du visage complet et un lifting simple des paupières. Aucun d'eux ne m'a rien dit sur mon front ».

Je savais qu'argumenter sur les mérites de mon approche s'avérerait improductif. J'ai donc commencé ma réponse par un accord sincère et authentique.

« Denise, je suis entièrement d'accord avec les trois autres chirurgiens sur le fait qu'un lifting des paupières est plus simple et vous rajeunirait. Et je respecte totalement leur avis. » Puis j'ai marqué une pause.

« Alors pourquoi ne le feriez-vous pas ? » a-t-elle demandé, l'air perplexe.

« Parce que, pour toute opération, il existe plusieurs approches acceptables pour une condition donnée. Différents bons chirurgiens peuvent offrir différentes bonnes opinions », ai-je répondu. « Il est vrai qu'une opération des paupières vous fera paraître plus jeune, mais elle présente un inconvénient dans votre cas. »

« Comment ça ? », a-t-elle demandé en semblant plus intéressée.

« Selon moi, bien que le lifting des paupières soit une très bonne technique en général, elle n'est pas idéale pour vous. Il est vrai que vous paraîtrez plus jeune une fois que la peau en excès de vos paupières supérieures sera retirée, mais cela vous donnera aussi l'air un peu triste, » ai-je répondu.

« Comment ça « triste » ? » s'est-elle exclamée.

« Oui, » ai-je repris, « car vos sourcils sont plutôt bas, et ils paraîtront encore plus bas après l'opération. Le problème, avec les sourcils bas, c'est qu'ils donnent un air fatigué et triste. Cependant, avec le mini-lifting du front que je propose, je pourrais relever vos sourcils de deux ou trois millimètres, en pratiquant seulement trois minuscules incisions de deux centimètres chacune, qui seraient dissimulées dans votre cuir chevelu. Je pourrais même le faire sans devoir raser une partie de vos cheveux et sans pratiquer d'incisions sur les paupières. Vous aurez un regard plus jeune et plus ouvert, et l'expression de votre visage sera plus fraîche et plus alerte. »

Je lui ai ensuite tendu un miroir et j'ai soulevé ses sourcils de quelques millimètres à l'aide de mes mains, afin de lui montrer un aperçu approximatif du résultat.

Denise semblait pleinement engagée dans ma démonstration. Puis, l'air pensif et quelque peu troublé, elle murmura qu'elle comprenait mon point de vue et qu'elle y réfléchirait.

Deux jours plus tard, la célèbre animatrice appela la clinique pour réserver son opération. L'intervention s'est parfaitement déroulée, et Denise s'est déclarée totalement satisfaite de son apparence rafraîchie et rajeunie, mais toujours naturelle.

Deux mois plus tard, lors d'une émission télévisée d'une heure, Denise raconta sa récente et heureuse expérience, montrant ses résultats, et mentionnant occasionnellement mon nom !

L'épisode fut un grand succès et s'est avéré être l'un des plus populaires de l'histoire de l'émission. Durant les mois qui ont suivi, nos téléphones n'ont pas arrêté de sonner.

Tout cela parce qu'avant d'argumenter… j'ai commencé par un accord !

RÈGLE 3

dans une coquille de perle

Commencez toute critique par un compliment, et tout argument par un accord

Comment critiquer et argumenter, tout en restant estimé et respecté

Critiquer

- *Une critique est éternelle*
- Nous sommes prompts à critiquer et lents à louer
- *Commencez toute critique par un compliment*
- Soyez *généreux* avec vos compliments *et bref* avec vos critiques
- *Sous chaque roche, il y a un diamant brut*
  Cherchez le *diamant brut sous la roche*

Argumenter

- *Ne commencez pas une argumentation… par un argument*
- *Commencez tout argument par un accord*
- Laissez votre rival *gagner d'abord,* pour pouvoir *gagner ensuite*
- Si vous n'êtes d'accord sur rien, dites simplement :
  « *Je comprends ce que vous voulez dire* »

RÈGLE UNIVERSELLE

4

TENEZ-VOUS DROIT, REGARDEZ DROIT DEVANT

Comment votre posture et votre regard peuvent créer une présence imposante… avant même que vous ne prononciez un seul mot

Le mythe des sept secondes

Dès qu'un inconnu vous croise, son cerveau effectue des milliers de calculs.

Avez-vous un statut et de l'autorité ?

Êtes-vous fiable, compétent et confiant ?

Êtes-vous une personne à saluer ou à éviter ? Un ami potentiel ou un ennemi ?

Ces jugements se font à la vitesse de l'éclair. En fait, selon des articles parus dans *Business Insider* et *Forbes*, tous les experts s'accordent à dire que la première impression se cristallise en sept secondes. Et cette impression peut faire la différence entre une interaction positive ou négative.

Cependant, des données plus récentes indiquent que la première impression pourrait se former en moins de sept secondes. Est-ce en six secondes ? Cinq ? Quatre ? Peut-être même trois ?

Non. Aucune de ces réponses !

Le département de psychologie de l'université de Princeton figure parmi les plus renommés des États-Unis depuis plus d'un siècle.

Dans le cadre d'une recherche notable, à laquelle participèrent 245 étudiants de premier cycle, l'un de leurs anciens éminents professeurs, le Dr Alexander Todorov, mena cinq expériences, chacune d'elles se focalisant sur l'intervalle de temps requis, en secondes, pour former une première impression, et juger de certains traits, comme la compétence et l'attractivité.

Le résultat de cette étude fut stupéfiant. Sa conclusion :

**Les premières impressions se forment en…
un dixième de seconde !**

Fait intéressant, le Dr Todorov découvrit également que ces jugements éclairs évoluaient très peu par la suite, même lorsque les participants à l'étude disposaient d'un délai supplémentaire.

Par conséquent, lorsque vous croisez un inconnu et avant même d'avoir ouvert la bouche, vous envoyez instantanément un message, un mémo, et un CV miniature de qui vous êtes et de l'opinion que vous avez de vous-même.

Que vous vous rendiez à un entretien, à un rendez-vous ou à une réunion avec un nouveau client, il est important que vous soyez conscient de la façon dont votre présence est perçue, et de la manière dont vous influencez les autres. En effet, le temps est précieux. Et vous n'avez qu'une fraction de seconde pour laisser une impression durable.

Vous n'avez qu'un dixième de *seconde* de chance…
et vous n'aurez jamais de *seconde* chance !

Un handicap royal

Inconsciemment et instantanément, les gens portent des jugements sur vous lorsqu'ils vous voient de loin pour la première fois, bien avant de vous approcher physiquement.

Dîtes-vous que votre langage corporel est votre carte de visite, qui révèle rapidement où vous vous situez sur l'échelle de la confiance personnelle. C'est pourquoi votre posture et votre regard sont déterminants pour la première impression que vous laissez.

Une posture assurée et un regard posé—
sont les signes révélateurs de votre confiance en vous.

Une posture correcte et un regard concentré indiquent au monde que vous êtes sûr de vous, compétent, et digne de confiance et d'attention. Ainsi, vous laissez entendre que vous savez où vous allez et ce que vous faites.

Quelle image de vous pensez-vous donner avec un dos voûté, les épaules affaissées et une démarche hésitante ? Ce genre de langage corporel laisse une impression de faiblesse, d'apathie et de défaitisme. C'est comme si vous étiez écrasé sous le poids de la gravité, ou comme si vous portiez l'Himalaya sur vos épaules.

Pour donner une première impression positive, gardez la tête haute, tirez vos épaules vers l'arrière et maintenez votre dos bien droit, tout en étant décontracté—sans vous raidir pour autant.

De même, un regard distrait, instable ou flou envoie des indices non verbaux d'insécurité, de timidité et d'incertitude. Pourquoi, dans un tel cas, devrait-on vous remarquer, reconnaître votre présence ou s'intéresser à vous ?

Au contraire, regardez droit devant vous pour améliorer considérablement votre impact initial.

Pour résumer :

Une posture affaissée et un regard vague—
sont le Roi et la Reine des mauvaises premières impressions !

Si cela s'applique à vous, alors vous devez abdiquer immédiatement, Votre Majesté !

Vous devez quitter ce trône branlant et vous dépêcher d'appliquer la recette magique pour obtenir un statut immédiat et une présence durable : la combinaison d'une posture assurée et d'un regard posé.

Une posture assurée

Tout commence dans l'enfance.

Combien de fois vos parents vous ont-ils demandé de vous tenir droit ? Ils savaient qu'une posture assurée aurait une influence positive sur votre avenir. Pourtant, à l'âge adulte, nous ne faisons toujours pas l'effort de veiller à notre posture.

Une posture assurée consiste à :

Se tenir droit—et marcher droit.

Et elle offre de nombreux avantages :

- *Une posture assurée projette de la « puissance »*
  Si vous marchez penché en avant, vous avez l'air abattu, négligé et désordonné. C'est comme si vous étiez une marionnette tirée par des ficelles, dont la tête, les bras et les jambes se balancent et s'agitent dans tous les sens. Cette posture reflète une image d'impuissance, d'insécurité et de médiocrité. C'est l'antithèse du pouvoir et de la confiance en soi.

Mais lorsque vous adoptez une posture assurée, votre cerveau reçoit le signal que c'est vous qui êtes aux commandes. En adoptant cette posture confiante, vous vous sentez réellement plus puissant.

- *Une posture assurée projette de la « réussite »*
Le fait de se tenir droit confère une aura de prospérité et transmet un signal non-verbal d'accomplissement. « La réussite n'est pas tout, mais elle permet à un homme de se tenir droit », a noté la dramaturge Lillian Hellman.
- *Une posture assurée améliore la « santé »*
Feu le Dr Rene Cailliet, chercheur dans le domaine musculo-squelettique, a signalé qu'une posture affaissée diminue la capacité pulmonaire, réduisant ainsi la quantité d'oxygène dans votre corps. Toutefois, lorsque vous ouvrez la poitrine en rejetant les épaules vers l'arrière et en levant la tête, votre fonction pulmonaire gagne en efficacité.
Une autre étude réalisée à l'université de l'État de l'Ohio a démontré que le fait de se tenir droit réduisait le niveau de stress.
Une posture assurée peut également avoir un impact positif sur vos capacités intellectuelles. Des chercheurs des universités d'Harvard et de Columbia étudient depuis des décennies le lien entre une mauvaise posture et le cerveau, et leurs conclusions montrent qu'une meilleure posture peut améliorer le fonctionnement du cerveau, et influer positivement sur l'humeur et sur la mémoire.
- *Une posture assurée renforce la « sécurité »*
Ephrat Livni, un écrivain américain, a rapporté une étude dans laquelle des psychologues ont demandé à des criminels condamnés de regarder des vidéos de piétons sur le trottoir d'une avenue très fréquentée de New York, et de repérer des victimes potentielles. Comme on pouvait s'y attendre, les personnes marchant le dos voûté, avec une posture affaissée, attiraient davantage les criminels.
La posture, bien plus que la taille ou la force apparente d'une personne, s'est révélée être un facteur déterminant dans leurs choix.

- *Une posture assurée donne une « apparence jeune »*
  « Le plus important, c'est la posture. En prenant de l'âge, c'est la façon dont on marche et la façon dont on se tient qui le montre », a fait remarquer l'ancienne mannequin Carine Roitfeld.

Les six « musts » d'une posture assurée

Une posture imposante implique six éléments fondamentaux.

- *Une tête haute, un cou bien droit et un menton dégagé*
  Le tout maintenu de façon détendue plutôt que rigide.
- *Un haut du corps bien aligné*
  Tout commence par la position de votre colonne vertébrale, qui présente trois courbes douces naturelles—au niveau du cou, au milieu du dos et dans le bas de celui-ci. Une posture confiante doit maintenir ces courbes, et non les accentuer. Votre tête doit bien se tenir au-dessus de vos épaules, de même pour vos épaules au-dessus de vos hanches.
- *Des bras qui se balancent doucement*
  Quand vous marchez, tandis qu'un de vos pieds s'avance, le bras opposé se balance également vers l'avant, dans un mouvement naturel permettant de garder l'équilibre. Autrement dit, le pied droit et le bras gauche avancent ensemble, suivis par le pied gauche et le bras droit.

  Veillez à ce que les mouvements de vos bras soient détendus, comme si vous aviez un poids suspendu par un fil à chaque épaule.
- *Une démarche talon-pointe*
  Chaque pas doit commencer par le talon, et le pied doit s'enfoncer progressivement le long de la semelle, et ce jusqu'aux orteils.
- *Une position équilibrée*
  Lorsque vous vous tenez debout, les deux pieds doivent être plantés dans le sol. Déplacer votre poids d'une jambe à l'autre vous donne l'air agité.
- *Une expansion de soi*
  À l'université Northwestern, une étude a démontré que le fait de se positionner de façon à ouvrir le corps et à occuper davantage

d'espace engendre un sentiment de puissance. Comme l'a expliqué le psychologue Amy Cuddy : « Dans le règne animal, le pouvoir et la domination reposent sur l'expansion, qui consiste à paraître plus grand que ce que l'on est. »

Alors, occupez plus d'espace lorsque vous êtes assis ou debout !

Un regard concentré

Lorsque vous marchez ou parlez, si vous regardez vers le bas, ou si vous clignez ou bougez les yeux, vous transmettez de façon subliminale une impression d'insécurité, d'incohérence et de manque de confiance. En revanche, un regard bien focalisé crée une aura de confiance instantanée.

Un regard assuré consiste à :

Regarder droit devant soi—lorsqu'on marche,
et droit dans les yeux de l'interlocuteur—lorsqu'on parle.

Perdez l'habitude d'afficher un regard fuyant lorsque vous marchez ou parlez. Gratifiez votre interlocuteur d'un regard attentif, plutôt que de regarder un peu partout dans la pièce, au plafond, par terre ou sur votre téléphone, ce qui peut trahir un manque d'attention ou d'intérêt.

Les trois « musts » d'un regard concentré

Comme expliqué ci-dessus, un regard captivant est simplement une question d'engagement visuel concentré.

Cela implique trois principes fondamentaux :

- Regardez *droit* devant vous
- Regardez *où* vous allez
- Regardez *la personne* à qui vous parlez, sans pour autant la fixer du regard

Pour éviter de trop fixer une personne du regard, voici une astuce intéressante suggérée par Carol Kinsey Goman : « Lorsque vous êtes face à quelqu'un, essayez de déterminer la couleur de ses yeux ! »

RÈGLE 4

dans une coquille de perle

Tenez-vous droit, regardez droit devant

*Comment votre posture et votre regard
peuvent créer une présence imposante…
avant même que vous ne prononciez un seul mot*

- *Une posture affaissée et un regard vague*— sont le *Roi* et la *Reine* des mauvaises premières impressions
- *Une posture assurée et un regard posé*— sont la recette pour une bonne première impression imposante
- Vous n'avez qu'un dixième de *seconde* de chance…
Et vous n'aurez jamais de *seconde* chance !

RÈGLE UNIVERSELLE

5

ÉCOUTEZ D'ABORD, PARLEZ ENSUITE

Comment hypnotiser tout type d'interlocuteur

Le raté de Darwin

Lorsque deux personnes ont une conversation, l'une d'elles parle pendant que l'autre écoute. Du moins, c'est ce que vous pensez.

Dans notre monde contemporain marqué par la haute technologie et la vitesse, la faculté d'écoute a évolué—dans le mauvais sens. Elle a suivi une voie peu orthodoxe de l'évolution, phénomène que Charles Darwin, auteur de la théorie de l'évolution par la sélection naturelle, n'avait pas prévu.

L'art d'écouter a pratiquement disparu. Lorsque les gens ne parlent pas, leurs oreilles sont déconnectées et leur esprit est ailleurs. Nous sommes facilement distraits, et nos esprits surchargés sont consumés essentiellement par nos propres besoins et préoccupations.

Vous pouvez être en train de parler à quelqu'un de votre point de vue sur le marché boursier ou sur un embouteillage, alors qu'il pense au film qu'il a vu hier ou au moment où il pourra remplacer ses pneus de voiture. Vos paroles lui rentrent par une oreille et ressortent par l'autre. Pourtant, cette personne vous regarde droit dans les yeux en feignant de vous écouter !

Il existe une autre version de l'absence d'écoute : elle concerne les gens qui ne cessent de vous interrompre, parlent en même temps que vous ou vous rabaissent. Par exemple, vous discutez avec un ami et, dès que vous commencez à parler, celui-ci vous coupe la parole, en désaccord avec votre toute première phrase, qu'il ne vous a pas laissé finir, puis se lance dans une longue tirade afin d'étayer son point de vue, sans jamais vous laisser l'occasion d'exprimer le vôtre. Un tel comportement grossier est pourtant très courant.

Restaurer l'art d'écouter

Désormais, comment faire renaître l'art d'écouter ?

Bien entendu, vous devez éviter à la fois l'écoute feinte et l'interruption. « Nous avons deux oreilles et une langue pour écouter plus et parler moins », comme l'a suggéré le philosophe grec Diogène.

Par conséquent :

Écoutez d'abord, parlez ensuite.

En effet, les gens sont si habitués à ne pas être écoutés qu'ils se sentiront acceptés et soutenus par toute personne qui se donne la peine de les écouter réellement.

Un bon auditeur est une rareté. Entraînez-vous à devenir un tel auditeur, actif et exceptionnel. Que vous vous adressiez à vos collègues, à vos clients, à vos amis ou à vos proches, *concentrez-vous sur ce qui est dit,* et non sur les idées qui vous passent par la tête.

Et comme vous le savez à présent, faites-le tout en maintenant *un contact visuel* et une *posture attentive.*

Accorder aux autres l'opportunité de s'exprimer pleinement, sans être interrompus, leur permettre d'occuper le devant de la scène et de briller sous les projecteurs est un passeport pour le succès.

Ce faisant, vous acquerrez une précieuse compétence sociale, dans une culture où l'on parle d'abord et où l'on n'écoute jamais.

Comment charmer Charles

Après avoir été investi en tant que plus jeune président des États-Unis, John F. Kennedy dut prendre une décision importante : à quel pays étranger allait-il rendre visite en premier, l'Angleterre ou la France ?

Les enjeux étaient élevés. Kennedy avait d'importants objectifs politiques à atteindre dans les deux pays, et il devait gagner la confiance et l'amitié de leurs dirigeants. L'Angleterre représentait l'allié le plus proche des États-Unis durant la Seconde Guerre mondiale, et donc un choix évident et attendu.

Pourtant, Kennedy choisit de privilégier la France. Pourquoi ? Parce que le président de ce pays était Charles de Gaulle. Et ce dernier était connu pour avoir une présence imposante, et il était sans doute la personne la plus difficile à impressionner parmi les dirigeants mondiaux.

Ainsi, le 31 mai 1961, le Président et son épouse effectuèrent leur première visite d'État transatlantique. Lorsqu'ils atterrirent à Paris, ils furent accueillis par le Général lui-même.

De Gaulle était un homme impressionnant, qui mesurait 1,95 m. C'était un chef entêté, volontaire, très sûr de lui et doté d'un énorme ego. Mais plus que sa taille formidable, c'était son allure résolue et sa posture magistrale qui lui conféraient cette impression de grande autorité et de charisme (*Tenez-vous droit, Règle 4*).

Dans son livre *Leaders*, le président Richard Nixon a écrit que de Gaulle « semblait dominer les autres par sa distinction et sa stature, ainsi que par sa taille, et affichait une dignité exceptionnelle, voire majestueuse. » Nixon ajouta que le chef de l'État français « paraissait enveloppé d'une aura de majesté. Dans la magnificence du palais de Versailles, de Gaulle semblait pleinement chez lui. »

Anecdote intéressante, c'est dans un autre grand palais, celui de l'Élysée, que les Kennedy ont été conviés lors de leur dîner de bienvenue. Jacqueline, la Première dame, était assise près du Général, qui était réputé pour être distant et peu enclin à s'engager dans des discussions futiles.

Mais devinez quoi ? De Gaulle a longuement discuté avec la Première dame. Dans son ouvrage *Jacqueline Bouvier Kennedy Onassis: A Life*, Donald Spoto rapporte qu'à un certain moment, de Gaulle s'était tourné vers le président Kennedy et lui avait dit : « Votre femme en sait plus sur l'histoire de France que n'importe quelle française. » Il s'était ensuite tourné vers Jackie et ne l'avait plus quittée des yeux durant le reste du repas.

Que s'était-il passé ? C'est l'attitude de Jackie qui fit toute la différence. La Première dame était réputée pour sa capacité d'écoute exceptionnelle. Elle était connue pour s'entretenir aisément avec les politiciens et les célébrités, grâce à sa capacité à se focaliser sur un interlocuteur et à répondre avec humour par des remarques judicieuses qui favorisaient de bonnes relations. Elle regardait les gens dans les yeux, les écoutait attentivement, retenait le moindre de leurs propos et faisait en sorte qu'ils se sentent importants. Ajouté à cela, elle parlait français !

Le Général fut ébloui. Jackie, une femme charmante à l'oreille attentive, gagna le cœur du président Charles de Gaulle, un homme d'une envergure exceptionnelle qui ne se laissait pas facilement séduire.

Comme le psychologue Karl Menninger l'a observé :

« L'écoute est une force magnétique. »

Effectivement.

La conversation concerto

Un *concerto* est une composition musicale qui met en valeur *un instrument solo* accompagné par *un orchestre.*

Par exemple, le soliste (disons un pianiste ou un violoniste) mène le jeu dans un échange avec les autres instruments. Il s'agit d'un dialogue musical enchanteur, à l'image d'une discussion entre deux personnes, dans lequel l'instrument solo est le principal interlocuteur et domine la performance.

Autrement dit, l'instrument solo *parle*, et l'orchestre lui *répond* occasionnellement.

Une bonne écoute, comme dans un concerto, consiste à intervenir au bon moment.

Lorsqu'une personne vous parle, elle est comme un soliste et devrait être au centre de votre attention. Et vous, comme l'orchestre, devriez jouer un rôle de soutien, en intervenant au moment approprié et en sachant à quels moments rester silencieux.

Par conséquent :

> **Écoutez attentivement les autres (les solistes),**
> **et parlez seulement si nécessaire (comme le reste de l'orchestre) !**

Cette capacité simple, mais rare, offre d'immenses avantages. Elle vous rend sympathique aux yeux de vos interlocuteurs, car elle témoigne d'un intérêt authentique pour ce qu'ils ont à dire.

De plus, en écoutant de manière sincère, au-delà d'accorder une oreille attentive, du soutien et de la gentillesse, vous pouvez vous enrichir intérieurement en écoutant ce que les autres ont à dire.

Ce qu'on n'entend pas et ce qu'on ne voit pas

Vous vous souvenez probablement avoir écouté les discussions de vos parents lorsque vous étiez enfant.

Ce n'était pas tant *ce qu'ils disaient*, mais *la façon* de le dire et *l'air* qu'ils avaient en le disant qui vous permettaient de comprendre ce qu'ils voulaient dire. Après avoir entendu une seule phrase, vous saviez immédiatement où ils voulaient en venir. Vous saviez, par exemple, si vous alliez être récompensé ou réprimandé.

Aujourd'hui, en tant qu'adulte, vous avez également l'opportunité d'analyser les conversations. Le ton de la voix et les messages verbaux subliminaux transmettent des informations précieuses sur la signification des mots prononcés, ainsi que sur la personnalité, les intentions et les attentes d'un interlocuteur.

Comme l'a fait observer l'auteure Nina Malkin : « Les meilleurs auditeurs écoutent entre les lignes. »

Même dans le domaine des affaires, en écoutant avec attention ce qui est dit et ce qui ne l'est pas, vous serez mieux armé pour manœuvrer, élaborer des stratégies, négocier et conclure des accords.

Et cela favorisera des relations réciproquement profitables.

Par conséquent :

**Concentrez-vous sur ce que vous entendez—
mais n'entendez pas !**

Essayez de déterminer ce que votre interlocuteur ne dit pas. « Le plus important dans la communication, c'est d'entendre ce qui n'est pas dit », a noté le gourou du management feu Peter Drucker.

De même, demandez-vous : *Qu'est-ce que je devrais voir, mais que je ne vois pas ?*

Par conséquent :

**Concentrez-vous sur ce que vous voyez—
mais ne voyez pas !**

Notez les expressions faciales de l'interlocuteur, sa posture et les mouvements de ses yeux, qui peuvent révéler des indices sur ses motivations.

Lorsque vous parlez aux gens, considérez ce qu'ils disent comme un message projeté sur un écran de cinéma, et qui transmet des informations les concernant, à la fois oralement et visuellement. Vous pouvez décoder ces informations en écoutant et en observant attentivement.

RÈGLE 5

dans une coquille de perle

Écoutez d'abord, parlez ensuite

Comment hypnotiser tout type d'interlocuteur

- *Écouter est une force magnétique*
- Commencez *par écouter* avant *de parler*
- Écoutez *avec vos yeux et vos oreilles*
  Écoutez ce qui n'est pas dit, et *voyez* ce qui n'est pas perçu !
- Et avant de parler, *attendez—comme le reste de l'orchestre !*

RÈGLE UNIVERSELLE

6

ÉLIMINEZ-LA, DÉLÉGUEZ-LA OU RÉDUISEZ-LA !

Les trois secrets de la gestion du temps pour faire… ce que vous n'avez pas le temps de faire

LE PREMIER SECRET DE LA GESTION DU TEMPS
Le meilleur moyen de faire une chose
qui n'a pas besoin d'être faite…
c'est de ne pas la faire du tout !
Autrement dit : ***éliminez-la.***

Éliminez le superflu

Rien de plus logique. Si vous chargez trop votre mule, la pauvre bête ne pourra plus bouger. Et vous non plus.

Mais combien de fois nous évertuons-nous à vouloir tout faire, à accumuler les tâches et à nous infliger une surcharge de travail et de stress inutile ?

Il existe une catégorie d'activités et de tâches chronophages—*qui n'ont pas du tout besoin d'être accomplies*—et qui vous pèsent. Demandez-vous ce qu'il arriverait si vous éliminiez ces tâches superflues. Le monde s'écroulerait-il ? Bien sûr que non.

Cibles à éliminer n° 1 : téléphone, e-mails et réseaux sociaux

Chez beaucoup de personnes, la manie de consulter son téléphone est devenue une tentation perpétuelle, un besoin compulsif. Nos téléphones sont des sortes de couvertures de survie. Nous sommes incapables de quitter la maison sans elles.

Selon une étude menée par Asurion, une société d'assurance et d'assistance dans le domaine de la téléphonie mobile, les Américains consultent leur téléphone en moyenne toutes les dix minutes. Ce qui équivaut quasiment à cent fois par jour.

Pourquoi consultons-nous notre téléphone aussi souvent ? *Parce que nous avons l'impression que nous risquons de manquer quelque chose.* Nous voulons absolument suivre tout ce qui se passe. Cette crainte de rater quelque chose est devenue si prépondérante qu'on lui a même attribué un acronyme : FOMO (*fear of missing out*).

Mais cette activité constante nuit à notre qualité de vie, et sape notre capacité à être productif, calme et heureux. Le fait de lire sans cesse des textos, des e-mails et des fils de réseaux sociaux entraîne une distraction continuelle qui nous détourne de nos autres responsabilités et interfère avec nos relations personnelles. Résultat : les échanges réels, en personne, sont abrégés et les aptitudes sociales s'amenuisent.

Par conséquent :

Perdez l'habitude de consulter sans cesse votre téléphone.

Cependant, l'unique moyen d'écarter une mauvaise habitude est de la remplacer par une bonne.

Voici une approche qui simplifiera votre vie numérique.

Les sept formules intelligentes

Voici sept formules efficaces qui vous aideront à garder votre envie de tout contrôler… sous contrôle :

- *La formule « Trois créneaux de temps »*

  Limitez votre utilisation du téléphone à trois créneaux de 10 à 15 minutes par jour. Ces créneaux horaires peuvent être programmés, par exemple le matin au réveil, à l'heure du déjeuner et en fin de journée.

  Vous les utiliserez pour vérifier vos e-mails et notifications, lire vos SMS, passer rapidement en revue vos flux de réseaux sociaux et répondre à chacun d'eux si nécessaire.
- *La formule « Une minute »*

  Une minute, c'est long—si vous savez comment l'utiliser. Une minute, voire moins, c'est souvent le temps nécessaire pour répondre à un SMS ou un e-mail.

  Le secret, c'est d'être bref. Éliminez le superflu et allez directement à l'essentiel. Utilisez des phrases claires, courtes et directes, ainsi que des formules de politesse concises. Par exemple, un e-mail typique pourrait ressembler à cela :

  Cher Jean,

  Merci de m'avoir envoyé le devis d'assurance auto. Je suis d'accord avec toutes les clauses, sauf la numéro 4, au sujet des 3 000 $ déductibles. Je trouve cette somme trop élevée. Est-il possible de la baisser à 2 500 $? Merci de m'en informer. Meilleures salutations, Michel.

  Voici un e-mail selon la formule alternative « Une minute » :

  Bonjour, Jean, ça me va, sauf la clause 4. Si on partait sur 2 500 $ au lieu de 3 000 $? Merci, M.

  Vous voyez l'idée ?

- *La formule « Notifications silencieuses »*
Les sons et les vibrations de votre téléphone sont une source de distraction majeure et une gêne pour votre entourage. Désactivez vos notifications, sauf quelques-unes, comme les rappels de calendrier, les appels téléphoniques, les textos et les e-mails de votre compte principal.
Toutes les autres devront être silencieuses et consultées plus tard pendant vos créneaux horaires.
- *La sonnerie du téléphone*
Quand votre téléphone sonne, rappelez-vous de ceci : *c'est une sonnerie de téléphone, pas un ordre !*
Réfléchissez avant de décrocher. Si vous êtes occupé ou si vous n'êtes pas d'humeur, vous n'êtes pas tenu de répondre, sauf si vous pensez que l'appel est urgent.
Ainsi, perdez l'habitude de répondre automatiquement lorsque le téléphone sonne. Cela découragera certaines personnes à vous appeler, par exemple des collègues et des connaissances qui recherchent une satisfaction immédiate en papotant au téléphone dès qu'ils s'ennuient.
- *La formule « Bloquer/Désabonner »*
Bloquez les appels indésirables une fois, et ils disparaîtront à jamais. De plus, bloquez ou désabonnez-vous des adresses e-mails indésirables.
Quant aux e-mails indésirables que vous ne pouvez pas bloquer, pour quelque raison que ce soit, envoyez simplement une réponse informant que vous avez une nouvelle adresse e-mail (inactive, comme vous le verrez plus tard !).
- *La formule « Réseaux sociaux /Applications »*
Désactivez les réseaux sociaux, sauf les deux ou trois qui sont essentiels pour rester en lien avec votre famille et vos amis. Et supprimez toutes les applications non pertinentes qui accaparent votre temps et votre attention, notamment les jeux.
- *La formule « CC/Répondre à tous »*
Lorsque vous répondez à des e-mails groupés, résistez à l'envie d'utiliser la ligne *CC* et le bouton *Répondre à tous.* Cela vous évitera à l'avenir les réponses inutiles aux e-mails.

Enfin, les tablettes et les ordinateurs portables ne sont que des versions étendues de votre téléphone. En conséquence, toutes les recommandations précédentes s'appliquent également à eux.

Cibles à éliminer n° 2 : comptes e-mail inutiles

Éliminez tous vos comptes courriels, sauf trois—deux actifs et un inactif.

Vos comptes e-mail actifs doivent être ceux que vous utilisez et que vous consultez régulièrement : un compte personnel, pour les amis et la famille, et un compte professionnel, pour le travail et les contacts professionnels. Si vous gérez une entreprise, vous pouvez ajouter un compte e-mail dédié uniquement à la facturation, aux commandes et aux demandes du service client.

Votre compte e-mail inactivé, quant à lui, restera en dormance, et vous ne le consulterez jamais. C'est celui que vous fournirez aux commerçants et aux annonceurs dont vous ne voulez jamais entendre parler !

Cibles à éliminer n° 3 : télévision et abonnements

Selon des statistiques (qui varient constamment au fil des ans et en fonction des tranches d'âge), les Américains regarderaient la télévision trois à quatre heures par jour en moyenne, en plus de passer entre deux et quatre heures sur d'autres écrans (smartphones, ordinateurs portables et tablettes) chaque jour.

Cela est très nocif pour la santé. L'habitude de regarder la télévision ou des vidéos en excès nous transforme en « légumes ». De plus, le temps excessif passé devant nos écrans risque d'appauvrir notre vie sociale. Au lieu de nous isoler devant un écran, nous devrions être entourés de personnes qui nous dynamisent et nous rendent heureux.

Il est temps de poser des limites à nos habitudes télévisuelles. Personnellement, j'essaie de me limiter à une demi-heure de télévision par jour, plus trois créneaux de quinze minutes de consultation de mon smartphone.

Le même concept s'applique aux publications, imprimées ou numériques. Si vous avez trop d'abonnements, vous aurez rarement le temps de tout lire. Tout ce que cela vous apportera, c'est du stress et un sentiment de culpabilité chaque fois que vous verrez ces piles qui attendent que vous les lisiez.

Par conséquent, résiliez vos abonnements numériques et imprimés, sauf un ou deux magazines ou journaux qui vous intéressent particulièrement.

LE SECOND SECRET DE LA GESTION DU TEMPS
Le meilleur moyen de faire une chose
que vous ne devez pas faire personnellement...
c'est de laisser quelqu'un d'autre la faire pour vous !
Autrement dit : ***déléguez-la.***

Le phénomène du « tout faire »

Ne vous rendez pas coupable de l'un des péchés majeurs liés à la gestion du temps : essayer de tout faire soi-même.

Si vous avez un travail à plein temps, pourquoi devriez-vous en plus nettoyer, organiser, classer, faire les courses, tondre la pelouse et laver le chien ? Vous devriez au contraire apprendre à déléguer.

Lorsque vous déléguez, vous ne devez pas placer *les tâches que vous êtes le seul à pouvoir faire* sur la liste de quelqu'un d'autre.

Au contraire, déléguer consiste à retirer de votre liste *les tâches que vous n'avez pas à faire vous-même.*

Il est important de saisir la différence.

Par exemple, vous pouvez confier certaines de vos tâches à un jeune voisin, un étudiant, un ami, l'un de vos enfants ou un parent à la retraite. En outre, vous pouvez faire appel à des aides extérieures ou des assistants virtuels, en mesure de couvrir pratiquement tous vos besoins. Vous disposez d'une assistance instantanée à portée de main grâce aux sociétés de services toujours plus nombreuses sur Internet, dont les tarifs sont souvent abordables.

Déléguer : avant et après

Lorsque vous déléguez, vous devez commencer par expliquer comment vous voulez que le travail soit fait.

Prenez le temps—une fois—de montrer à la personne que vous aurez choisie pour vous seconder comment effectuer correctement telle ou telle tâche, puis considérez que la leçon a été apprise.

Cependant, votre responsabilité restera engagée une fois que vous aurez délégué. Vous devrez toujours vérifier ce qui a été fait, non seulement pour vous assurer que la tâche a bien été exécutée, mais également qu'elle l'a été correctement.

Le contrôle du travail des autres prend peu de temps, mais doit être fait régulièrement. Pourquoi ? Parce que si les personnes auxquelles vous déléguez constatent que vous ne les surveillez pas, tôt ou tard, elles seront peut-être tentées de prendre des raccourcis, voire de ne pas effectuer du tout leur travail.

Par conséquent :

**Déléguez et expliquez—
puis vérifiez et revérifiez.**

Enfin, une fois que vous aurez délégué, expliqué et établi un calendrier de vérifications, ne pensez plus à cette tâche.

Fuyez le micro-management. Lâchez prise entre les vérifications.

LE TROISIÈME SECRET DE LA GESTION DU TEMPS

Si vous ne pouvez ni éliminer ni déléguer une tâche…

au moins, ***réduisez-la !***

Comment réduire des tâches

Il est possible de réduire la plupart des tâches simplement en supprimant certaines parties d'entre elles.

Par exemple :

Si vous êtes invité à un événement mondain, arrivez plus tard, ou bien arrivez à l'heure, mais partez plus tôt.

Si vous organisez une réunion au bureau, faites l'impasse sur les présentations et les points de discussion les moins pertinents.

Si vous écrivez une lettre, un texto ou un e-mail, éliminez le verbiage excessif.

Autrement dit :

Réduisez toute tâche—en supprimant ses parties inutiles.

C'est un peu comme débarrasser une pièce des meubles et des accessoires qui y prennent trop de place.

Comment réduire le temps

Pour la majorité d'entre nous, le temps nous file entre les doigts.

En 1955, Cyril Northcote Parkinson commence ainsi un article publié dans *The Economist* : « Le travail s'étend de façon à occuper tout le temps disponible pour sa réalisation. » Ceci est devenu la loi de Parkinson.

Autrement dit, si vous estimez que vous aurez besoin d'une heure pour écrire un mémo, ce sera le cas. Mais si vous ne disposez que de trente minutes, c'est tout ce qu'il vous faudra !

Donc, aussi étonnant que cela puisse paraître :

Si vous réduisez le *temps* que vous vous donnez pour faire une chose, vous la finirez le plus souvent—*à temps !*

Les échéances vous poussent à agir efficacement.

Comment réduire également la lecture et l'écriture

Enfin, j'aimerais vous présenter trois techniques que j'ai développées au fil des ans, et qui m'ont permis de réduire considérablement mon temps de lecture et d'écriture.

- *La technique « début-légendes-fin »*

  Cette technique est une approche idéale pour tout type de texte *contenant des images.*

Elle peut s'appliquer à la plupart des articles de magazines et de journaux, numériques ou imprimés.

Cette technique comprend trois étapes rapides :

1. *Tout d'abord, lisez le début de l'article*—le titre et le premier paragraphe.
2. *Puis lisez les légendes*—sous les images et les citations surlignées dans le texte.
3. *Puis lisez la fin de l'article*—le dernier paragraphe.

Il vous est généralement possible de capter l'idée globale des points principaux en moins d'une minute. Si l'article semble intéressant, vous pourrez toujours le lire en détail ultérieurement.

• *La technique « début-saut de paragraphe »*

Cette technique est idéale pour lire tout texte *qui ne contient pas d'images.*

Il est étonnant de constater à quel point la plupart des livres contiennent des contenus superflus qui peuvent être sautés et écartés.

La technique est simple :

1. *En commençant un paragraphe*—déterminez si vous pouvez deviner la suite ou non.
2. Si c'est le cas—*passez directement au paragraphe suivant !*

La technique *début-saut de paragraphe* vous permet de lire tout type de texte en un quart du temps habituellement nécessaire. Autrement dit, vous pourrez lire trois ou quatre livres dans le laps de temps qu'il vous aurait fallu pour en lire un seul.

• *La technique « commande vocale »*

Nous parlons beaucoup plus rapidement que ne nous pouvons taper. La technologie de la commande vocale est une bonne façon d'économiser du temps en passant des appels ou en dictant des textos et des e-mails.

RÈGLE 6

dans une coquille de perle

Éliminez-la, déléguez-la ou réduisez-la !

Les trois secrets de la gestion du temps pour faire… ce que vous n'avez pas le temps de faire

Le premier secret de la gestion du temps

Le meilleur moyen de faire une chose *qui n'a pas besoin d'être faite… c'est de ne pas la faire du tout !*

Autrement dit : ***éliminez-la.***

- *Appliquez les sept formules intelligentes*
  1 – Trois créneaux temporels ; 2 – Une minute, c'est long ; 3 – Notifications silencieuses ; 4 – C'est une sonnerie de téléphone, pas un ordre ; 5 – Bloquez les appelants et les courriels indésirables ; 6 – Limitez les réseaux sociaux et applications ; 7 – Arrêtez d'utiliser CC et Répondre à tous
- *Supprimez vos comptes e-mails inutiles*
- *Limitez le temps passé devant la télévision et limitez les abonnements aux journaux non-essentiels*

Le second secret de la gestion du temps

Le meilleur moyen de faire une chose *que vous ne devez pas faire personnellement… c'est de laisser quelqu'un d'autre la faire pour vous !*

Autrement dit : ***déléguez-la.***

- *Expliquez et déléguez, puis vérifiez et revérifiez*

RÈGLE 6

dans une coquille de perle

Le troisième secret de la gestion du temps
Si vous ne pouvez ni éliminer, ni déléguer une tâche…
au moins, ***réduisez-la !***

- *Réduisez vos tâches*—en éliminant leurs parties inutiles
- *Réduisez le temps que vous vous donnez pour faire une chose*—et vous la finirez *à temps !*
- *Réduisez la lecture et l'écriture*—techniques "début-légendes-fin", "début-saut de paragraphe" et "commande vocale"

Ensuite
Vous aurez le temps *de faire…*
ce que vous voulez vraiment *faire !*

RÈGLE UNIVERSELLE

7

NE DILUEZ PAS VOTRE PRÉSENCE… AVEC TROP DE PRÉSENCE

La première cuillère de miel est un délice,
la dixième est un supplice !

Un joyau appelé aluminium

Saviez-vous que l'aluminium, aujourd'hui l'un des métaux les moins chers du monde, était au XIXème siècle plus précieux que l'or et l'argent ?

Au milieu du XIXème siècle, le prix de l'aluminium s'élevait à 550 $ la livre. Il était si rare et si prisé qu'il a été choisi pour la fabrication d'un hochet pour bébé commandé pour le prince héritier Louis-Napoléon.

Pourtant, cinquante ans plus tard, le prix de la livre d'aluminium est passé à vingt-cinq cents. Ce qui était considéré comme un produit de valeur est devenu une marchandise peu onéreuse et courante. Et aujourd'hui, il est utilisé pour fabriquer le papier d'aluminium bon marché que nous jetons après usage.

Comment un métal autrefois plus précieux que l'or et l'argent a-t-il pu devenir si ordinaire ? La réponse est simple :

**L'aluminium était précieux lorsqu'il était…
rare et difficile à obtenir !**

Selon les mots de la médaillée d'or olympique Carli Lloyd : « Rien dans la vie n'est digne d'intérêt à moins que ce soit difficile à obtenir. »

En fait, les prix de la majorité des produits sont déterminés par leur disponibilité et le niveau de désir qu'ils suscitent sur le marché.

Tout est une question d'offre et de demande.

C'est une offre trop abondante qui a fait passer l'aluminium du statut de matériau précieux très recherché à celui de métal bon marché. De même, toute bonne chose offerte en excès peut devenir indésirable, comme le miel.

C'est exactement ce qui vous arrivera si vous offrez votre présence de façon excessive !

Comment préserver l'éclat d'une couronne

Personne ne connut mieux la loi de l'offre et de la demande qu'Elizabeth II, la reine d'Angleterre.

En dehors des célébrations annuelles, comme par exemple le jour de Noël, la reine s'adressait rarement à la nation. En fait, durant son règne de plus de soixante-dix ans, elle n'est apparue à la télévision qu'en quatre occasions : la guerre du Golfe, en 1991 ; le décès de la princesse Diana, en 1997 ; le décès de la Reine mère en 2002, et la pandémie du coronavirus, en 2020.

Par ailleurs, la reine n'a jamais accordé d'interviews à la presse— contrairement à ses enfants, qui ont fait de nombreuses apparitions pour dévoiler leurs déboires conjugaux. Pourquoi ? Parce que la reine a toujours été consciente de la valeur que revêtait *la rareté de sa présence.*

La reine appliquait le même principe lors de ses rencontres avec des dignitaires et des invités. Lorsqu'elle souhaitait mettre fin à une réunion avec son premier ministre, elle appuyait sur un bouton, et un majordome entrait aussitôt dans la pièce pour escorter le Premier ministre vers la sortie.

Elle était également connue pour déplacer discrètement son sac à main lorsqu'elle souhaitait que son personnel puisse la sortir à tout moment d'une situation embarrassante en société. On disait qu'elle possédait plus de deux cents sacs *Launer London,* et elle a réussi à tous les transformer en sacs « au revoir » ! Selon le journaliste Hugo Vickers, si la reine posait son sac à main sur la table au dîner, cela signifiait qu'elle voulait que le repas se termine dans les cinq minutes qui suivaient. Si elle le plaçait sur le sol, cela voulait dire qu'une discussion l'ennuyait et qu'elle désirait que sa dame de compagnie vienne la chercher rapidement.

Plus la reine Elizabeth II raréfiait sa présence, plus la demande augmentait. À une époque où de nombreuses monarchies ont perdu leur lustre ou ont totalement disparu, la reine Elizabeth réussit à elle seule à assurer la survie de la monarchie britannique, avec tout son attrait et sa mystique.

Non seulement elle sauva la couronne, mais elle la rendit aussi plus brillante !

La journée de David

David est un entrepreneur de Chicago âgé de quarante-sept ans, titulaire d'un diplôme d'ingénieur en mécanique. Avec deux associés, Ron et Cheryl, il est copropriétaire d'un prestigieux immeuble comptant une centaine de bureaux.

Tandis que David discute avec son comptable autour d'un petit déjeuner, son téléphone sonne. C'est un appel de Cheryl. Il hésite un instant, car il n'aime pas être interrompu. Mais il sait que Cheryl n'appelle que si c'est important. Il prend donc l'appel.

En effet, c'est justifié. Elle a besoin d'un conseil professionnel en urgence. L'appel est court—trois minutes. David reprend ensuite sa discussion.

Dans l'heure qui suit, son téléphone sonne deux fois. La première fois, c'est un appel de son autre associé, Ron, et la seconde fois, c'est un électricien, Bob, qui travaille sur l'un de ses chantiers de construction.

Il ignore les deux.

Pourquoi ? Parce qu'il sait que Ron parle trop, et qu'une fois lancé, il peut facilement discuter pendant vingt minutes. C'est un monologue. Si David prend l'appel, il sera coincé. Quant à l'électricien, David sait qu'il l'appelle de nombreuses fois par jour pour des questions secondaires qui peuvent attendre. Il pourrait tout aussi bien lui envoyer un court texto, mais il ne le fait jamais. Donc, pour ces deux appelants, David se dit que s'ils doivent discuter d'une chose vraiment importante, ils rappelleront.

Avant de rentrer chez lui, David achète quatre bouteilles de vin. Sa femme, Silvia, a invité deux couples de voisins à dîner.

En conduisant, il reçoit un appel de Sheila, une camarade de classe de ses années universitaires. Deux mois plus tôt, elle l'avait appelé en lui disant qu'elle était en ville pour une conférence et qu'elle aimerait le rencontrer pour prendre un café. Heureux de l'entendre après tant d'années, il l'avait invitée à dîner au restaurant, et ils avaient passé une excellente soirée à se souvenir du bon vieux temps.

Et voilà que, seulement deux mois après, Sheila l'appelle de nouveau pour l'informer de la bonne nouvelle ! Elle est heureuse de lui annoncer qu'elle sera bientôt de passage à Chicago et qu'elle aimerait le revoir.

Au fond de lui, David n'est pas emballé à l'idée de revoir Sheila si peu de temps après leur rencontre précédente. L'enthousiasme qu'il avait ressenti lors de leurs retrouvailles n'est tout simplement plus là. Il décide d'éviter ce rendez-vous et trouve une excuse pour s'en sortir.

Alors qu'il rentre chez lui, les invités commencent à arriver. Le dîner, suivi du café et du digestif, se passe bien.

À 22 h, les Baxter, qui sont arrivés les derniers, se lèvent, remercient chaleureusement David et son épouse et s'en vont. Les Rossi, qui sont arrivés pourtant plus tôt, ne bougent pas.

À 23 h, Silvia se lève, éteint la musique et allume les lumières, puis commence à débarrasser la vaisselle restante. Les Rossi ignorent ces signaux !

À 23 h 30, David en a assez. Il informe les Rossi, sur un ton agréable, qu'il est désolé, mais qu'il doit aller se coucher, car il a une réunion très tôt le lendemain. Les Rossi sont quelque peu décontenancés, mais essaient de n'en rien laisser paraître et partent.

Dès que David se retrouve seul avec sa femme, il lui dit : « Les Rossi sont amusants et sympathiques, mais on devrait éviter de les inviter un soir de semaine. Ils ont tendance à s'incruster. »

Il est toujours important de savoir quand quitter la scène—et quand trop, c'est trop.

Les Rossi ne l'ont pas compris.

Si vous vous comportez comme eux et que vous vous rendez trop disponible, vous vous dévaloriserez. Les gens prendront votre compagnie pour acquise, et ils n'apprécieront plus la valeur de votre temps et de votre présence.

Au contraire :

Tout ce qui est en forte demande—prend de la valeur.

Donc, considérez-vous comme une denrée précieuse. Veillez à ce que les autres vous perçoivent comme tel.

Vous pouvez commencer par suivre les trois leçons à tirer de l'histoire de David.

- *Appeler trop souvent*
  Ne reproduisez pas l'erreur des associés de David—*n'appelez pas trop souvent et ne parlez pas trop longtemps.*
  Un peu… peut mener loin. La plupart des appels peuvent se faire en moins de cinq minutes. Gardez les conversations plus longues pour les occasions où vous pouvez parler en face-à-face.
  Les relations gardent toute leur fraîcheur lorsque vous évitez de les surcharger avec des conversations excessives. Dans certains cas, un texto rapide ou un court e-mail peut suffire.
  Il existe des exceptions, bien sûr. Par exemple, s'il s'agit d'un parent ou d'un ami proche, vous voudrez peut-être prendre l'appel et discuter plus longtemps, même si cela n'est pas commode pour vous. Cela est tout à fait justifié, voire honorable.
- *Rencontrer les autres trop souvent*
  Ne faites pas la même erreur que Sheila—proposer trop rapidement une seconde rencontre. Elle s'est montrée envahissante, et cela a rebuté David.
  Veillez à espacer judicieusement vos interactions sociales. Évitez de devenir trop accaparant, même avec vos proches. Certaines personnes voient leurs amis une ou deux fois par mois, d'autres à plusieurs mois d'intervalle.
  C'est merveilleux de voir des gens de tous horizons, mais pas tout le temps, et pas trop fréquemment.
- *S'incruster chez les autres*
  Ne vous comportez pas comme les Rossi, qui sont arrivés tôt et sont partis tard. Ils sont restés trop longtemps et sont donc devenus des invités indésirables.
  N'abusez pas de l'hospitalité de vos hôtes.

Pour résumer :

Rappelez-vous quand *trop, c'est trop.*

Équilibrez l'offre et la demande en ce qui concerne votre présence. Le fait de se rendre moins disponible peut être très bénéfique. Érigez certaines clôtures entre vous et vos amis, collègues et parents.

Et ne soyez pas « trop facile à obtenir = tout aussi facile à oublier », selon les mots de l'auteure Mandy Hale.

Soyez difficile à obtenir !

RÈGLE 7

dans une coquille de perle

Ne diluez pas votre présence… avec trop de présence

La première cuillère de miel est un délice,
la dixième est un supplice !

- C'est la loi de *l'offre et de la demande*
- *Ne dévalorisez pas votre présence* en l'offrant en excès
- Sachez *quand quitter la scène* et
  quand trop, c'est trop
- *N'appelez pas trop souvent, ne parlez* pas trop *et ne vous incrustez pas* chez les autres
- Et inspirez-vous de l'histoire de l'aluminium :
  Soyez difficile à obtenir !

RÈGLE UNIVERSELLE

8

METTEZ VOS PROBLÈMES SUR PAPIER

Comment résoudre tout problème en moins de 5 minutes

Une pause cérébrale est requise

Votre cerveau est un génie d'un kilo et demi niché dans votre tête. Dotée de cent milliards de neurones, cette merveille a la capacité miraculeuse de résoudre des problèmes complexes en quelques secondes.

Mais votre cerveau se fatigue. Et de temps à autre, comme vous, il a besoin d'une pause.

Donc, n'encombrez pas votre cerveau de choses inutiles. Seuls les problèmes importants méritent l'intervention de votre matière grise. Tout le reste ne le mérite pas.

Inutile d'utiliser votre cerveau comme un carnet de rendez-vous ou un déversoir d'informations non-essentielles. Les rappels pour les rendez-vous (chez le médecin ou le coiffeur) et les anniversaires, tout comme la mémorisation de données personnelles, telles que vos numéros de passeport ou de permis de conduire, devraient être délégués à votre smartphone.

Le phénomène du « tourbillon mental »

Lorsque vous êtes confronté à une importante décision ou à un sérieux problème, ne perdez pas votre temps en le ressassant dans votre tête de manière compulsive et en examinant ses différentes implications de façon répétitive.

Il s'agit là de harcèlement cérébral. Et votre cerveau vous punira rapidement en vous infligeant une détresse psychologique.

En pensant sans cesse à un problème, vous ruminez de nombreuses idées qui vous sont déjà passées par la tête. C'est comme regarder plusieurs fois la première moitié d'un thriller sans jamais en connaître le dénouement. Ou comme être pris dans un cycle rinçage-essorage perpétuel risquant de faire sauter le fusible de votre machine à laver.

En fin de compte, la rumination transforme vos idées en un tourbillon de pensées incohérentes et agitées qui vous laissent épuisé. Le résultat ? Vous ne parvenez jamais à résoudre le problème.

Par conséquent :

Arrêtez le *tourbillon !*

Mais alors, quel est le moyen le plus efficace pour trouver une solution rapide à un problème ?

Le voici.

Derrière toute personne qui réussit, il y a...

Qu'ont en commun ces personnes qui ont réussi : Bill Gates, Richard Branson, Tim Ferriss et J. K. Rowling ?

Ils se fient ou se sont fiés au papier !

Nombreux sont les grands chefs d'entreprise, artistes célèbres ou personnalités brillantes, qui ont pour habitude de se servir d'un stylo et de papier pour noter, analyser et traiter des idées.

Mark Zuckerberg donnait un jour une conférence à des aspirants entrepreneurs à la Silicon Valley. Selon l'auteur Ben Casnocha, l'auditorium était bondé. Au premier rang se trouvaient deux investisseurs légendaires, John Doerr et Ron Conway. Ils se distinguaient de tous les autres, non seulement par leurs cheveux grisonnants, mais également parce qu'ils étaient les seuls membres du public à *prendre des notes sur papier*. Les novices n'en voyaient pas l'intérêt !

Bill Gates, le co-fondateur de Microsoft, utilise régulièrement un stylo et du papier, malgré ses compétences en informatique. Selon Rob Howard, cadre dans le domaine de la technologie, qui a assisté à une réunion avec lui, Gates « n'avait pas apporté d'ordinateur, mais il prenait des notes sur un bloc-notes jaune. »

Richard Branson, le célèbre magnat des affaires, est connu pour avoir dit : « J'ai toujours un carnet à portée de main. Je ne peux pas vous dire où j'en serais si je n'avais jamais eu de stylo pour noter mes idées. »

Et l'on sait que J. K. Rowling a écrit à la main les premiers jets des livres de sa célébrissime saga *Harry Potter*.

Vous vous demandez pourquoi toutes ces personnalités qui ont réussi, et bien d'autres encore, ont choisi le papier plutôt que les claviers ?

Voici la réponse.

De retour d'entre les morts

Ces dernières années, le fait d'écrire à la main est devenu de plus en plus rare.

Aujourd'hui, combien de lettres manuscrites recevez-vous dans votre boîte aux lettres par mois, voire par an ? Les carnets à spirale et les stylos, autrefois couramment utilisés, disparaissent peu à peu, tandis que les smartphones, ordinateurs portables et tablettes à écran tactile deviennent la norme.

L'écriture manuscrite est-elle morte et enterrée ? Les stylos et les carnets sont-ils voués à être conservés dans un musée ? De nombreux jeunes gens sont carrément embarrassés si on les voit en utiliser. Devriez-vous l'être aussi ?

Pas si vite. Il semble que le stylo et le papier à l'ancienne offrent encore quelques avantages, après tout.

Dans un article intitulé « Le stylo est plus puissant que le clavier : les avantages de l'écriture manuscrite par rapport à la prise de notes sur ordinateur », publié dans le journal *Psychological Science*, les professeurs Pam A. Mueller, de l'université de Princeton, et Daniel M. Oppenheimer, de l'université californienne UCLA, ont cherché à tester l'efficacité de la prise de note manuelle par rapport à la saisie sur ordinateur.

Étonnamment, les résultats de leur étude ont démontré que :

Les étudiants prenant des notes manuscrites obtiennent de meilleurs résultats que ceux qui les tapent sur un ordinateur portable.

Les auteurs ont émis l'hypothèse suivante : comme les étudiants qui utilisent des ordinateurs portables peuvent taper plus vite qu'ils n'écrivent, ils sont susceptibles de tenter de transcrire littéralement tout ce qu'ils entendent. En conséquence, ils sont surtout occupés à transcrire sans réfléchir, et n'ont pas le temps d'assimiler le contenu qui est enseigné. Cette pratique cognitive superficielle finit par nuire à leur apprentissage.

En revanche, les étudiants prenant des notes à la main sont obligés d'assimiler ce qu'ils entendent et de le reformuler avec leurs propres mots. En traitant le contenu, ces étudiants doivent choisir quels éléments sont importants à noter, ce qui permet d'ancrer plus fermement ces points dans leur mémoire.

Le philosophe allemand Hermann Ebbinghaus, qui a décrit ce qui est aujourd'hui connu sous le nom de « courbe de l'oubli d'Ebbinghaus », a découvert que nous oubliions environ 40 pour cent de ce que nous avons lu ou entendu d'un jour sur l'autre. Donc, afin d'améliorer la mémoire et les souvenirs, il vaut mieux recourir à l'apprentissage actif plutôt que passif.

L'apprentissage actif exige que les étudiants fassent quelque chose qui développe leurs compétences à travers la résolution de problème et la réflexion, ce qui favorise l'esprit critique ; contrairement à l'apprentissage passif, dans lequel les informations leur sont simplement transmises. C'est pourquoi les étudiants qui prenaient des notes à la main ont obtenu de bien meilleurs résultats que leurs pairs qui utilisaient un ordinateur.

En résumé :

La prise de notes à la main—favorise l'apprentissage actif.

L'apprentissage actif est bien supérieur à l'apprentissage passif, car il s'agit d'une stratégie participative qui exige un effort mental et de la concentration, ainsi qu'une reformulation des informations. Et plus le traitement est intense, plus le souvenir s'enracine.

David Sax, auteur de *The Revenge of Analog* (La revanche de l'analogique), préconise l'écriture manuelle qui, en plus de favoriser la mémorisation, « ne nécessite aucune source d'alimentation, aucun temps de démarrage, aucun formatage de programme spécifique ni aucune synchronisation à des disques durs externes ou au cloud. »

Il n'en reste pas moins qu'il serait sans doute difficile de convaincre les gens de revenir au stylo et au papier. Heureusement, de nombreux appareils récents permettent d'écrire à l'aide d'un stylet, qui n'est au fond qu'un autre type de stylo !

La concentration est cruciale

Maintenant, revenons à ma question précédente : quel est le moyen le plus efficace de décortiquer un problème et de le résoudre rapidement ?

Vous l'avez sûrement deviné. Il peut se résumer en un mot : le papier !

C'est simple : vous devez noter votre problème et l'évaluer sur papier.

Cela fonctionne souvent comme par magie. *Il est étonnant de constater à quel point il est plus facile de se concentrer sur la résolution d'un problème une fois celui-ci couché sur une feuille de papier, sous vos yeux, au lieu de le retourner inlassablement dans votre tête.* Cela vous aide à mieux le cerner d'une façon plus rationnelle, et à visualiser les différentes options dont vous disposez pour le résoudre. En outre, cela vous permet de libérer le stress instantanément.

Pour résoudre un problème :

La concentration est cruciale, et le papier est la clé de la concentration.

La formule « 5-minutes »

« Un problème clairement énoncé est un problème à moitié résolu », a affirmé l'auteure Dorothea Brande.

C'est exactement ce que cette formule « 5-minutes » permet de faire en quatre étapes simples :

1. Écrivez le *problème* sur une feuille de papier
2. Notez *toutes les solutions possibles* (toutes les options auxquelles vous pouvez penser, même si certaines vous déplaisent)
3. *Comparez* les solutions, et enfin
4. *Choisissez* la meilleure.

Voici un exemple de la formule « 5-minutes » en action :

Premièrement, imaginons que vous ayez *énoncé votre problème* ainsi : Je n'arrive pas à trouver le temps d'organiser mes dossiers financiers personnels.

Deuxièmement, *notez toutes les solutions possibles*, même les moins probables, à mesure qu'elles vous viennent à l'esprit, sans ordre particulier :

1. Déléguer cette tâche à mon comptable.
2. Déléguer cette tâche à mon fils, qui est doué pour l'organisation.
3. Demander à ma femme de m'aider à m'en occuper.
4. Utiliser un logiciel de préparation de déclaration de revenus.
5. Demander à des amis, à la famille et à des collègues comment ils gèrent leurs dossiers.

Troisièmement, *examinez les options en encerclant celles qui sont raisonnables et en rayant celles qui ne sont pas pratiques.* Le but est de les réduire à un petit nombre de possibilités qui sont les mieux adaptées à votre situation.

Supposons que dans ce cas, vous décidiez *d'encercler les options 2 et 3.*

Enfin, *passez en revue les options encerclées et sélectionnez la meilleure.* Disons que vous ayez choisi l'option 3, car c'est à votre épouse que vous faites le plus confiance pour la gestion de vos finances.

Terminé. Problème résolu !

Rappelez-vous : ne consacrez pas plus de cinq minutes à l'ensemble de ce processus. Sinon, vous allez trop réfléchir, trop écrire, et vous perdrez votre élan.

Quel est le meilleur moment de la journée pour utiliser la formule « 5-minutes » ? Je suggérerais l'heure du coucher, car toutes les tâches quotidiennes ont alors été effectuées, et vous pouvez vous concentrer sans être distrait.

Donc, avant de vous coucher, prenez cinq minutes et suivez cette procédure en quatre étapes à l'aide d'un carnet que vous pouvez garder près du lit. Une fois que vous aurez terminé cet exercice pratique, vous pourrez vous endormir sereinement.

Je sais que certaines personnes peuvent être tentées d'écrire leurs réflexions sur leur smartphone, tablette ou ordinateur. Mais n'oubliez pas que l'écriture à la main est bien supérieure à la dactylographie sur clavier pour le traitement des idées.

L'autre problème posé par le clavier, c'est que tant que vous avez l'appareil entre les mains, vous aurez peut-être envie de consulter vos e-mails et vos fils de réseaux sociaux, ce qui vous empêchera de trouver le sommeil. De plus, le fait de garder des appareils électroniques près de votre lit est mauvais pour votre santé à bien des égards. Alors, pas de clavier, s'il vous plaît.

Parcours en bonne voie ✓, mais destination inconnue

Imaginez un homme qui monte dans sa voiture et conduit le plus vite possible, pressé d'arriver à destination.

Il y a juste un petit problème : il ne connaît pas sa destination !

Dans son esprit, il y a de nombreuses possibilités : le centre commercial, le bureau, le cinéma, la salle de sport ou la plage, mais il ne sait pas trop laquelle choisir. Pourtant, il continue d'appuyer sur l'accélérateur et de rouler à toute vitesse.

Ce conducteur, c'était moi !

Quand j'ai commencé ma pratique médicale, j'étais prêt à tout pour assurer son succès. Mais alors que je me préparais pour l'ouverture, je me suis senti dépassé. Je déployais des efforts considérables, et mon adrénaline montait en flèche. J'étais déconcentré, sans objectif précis en tête. Bref, je me sentais perdu.

Face à cet obstacle, je me suis tourné vers la formule « 5-minutes ».

Un soir, avant d'aller me coucher, j'ai sorti mon carnet et je l'ai ouvert à une nouvelle page (j'ai toujours cette page. J'ai conservé tous les carnets que j'ai utilisés au fil des ans). Puis j'ai noté mon problème et toutes les solutions possibles :

> *Problème :* quel est mon objectif principal pour ma pratique médicale ?
>
> *Possibilités :*
>
> 1. Établir un grand cabinet avec une clientèle nombreuse.
> 2. Avoir de gros revenus.
> 3. Me forger une bonne réputation dans la communauté et parmi mes pairs.
> 4. Pratiquer une chirurgie de grande qualité.
> 5. Faire en sorte de libérer suffisamment de temps pour ma famille et mes loisirs.

Elles me semblaient toutes importantes pour moi. Mais je devais pourtant procéder au processus d'élimination—*en encerclant* les options les plus plausibles et en *rayant* les moins raisonnables. Finalement, j'ai réduit mon choix en gardant seulement les options 4 et 5.

En réfléchissant sur l'option 5, je me suis dit que le temps que je passais avec ma femme, Stéphanie, et nos deux jeunes enfants, Amanda et Michael, était déjà suffisant.

J'en ai donc conclu que l'option 4—pratiquer une chirurgie de haute qualité—était mon but principal.

Cependant, cet objectif principal était encore trop vague. J'ai donc repris mon carnet et j'ai répété le processus.

Problème : comment réaliser une chirurgie de haute qualité ?

Possibilités :

1. Passer plus de temps sur chaque intervention.
2. M'inscrire à différents cours et conférences.
3. Obtenir des résultats naturels.
4. Engager des assistants hautement qualifiés pour la salle d'opération.
5. Recourir à des techniques chirurgicales peu invasives.
6. Recourir à des techniques d'anesthésie peu invasives.

Là encore, toutes les options semblaient d'égale importance. Mais, comme dans tous les domaines de la vie, le plus difficile était de privilégier la plus essentielle.

Suite à un processus d'élimination, j'ai pu réduire les six options à trois : 3, 5 et 6. Ces options sont devenues les mini-objectifs de mon objectif principal—*une chirurgie de haute qualité.*

Et depuis ce jour, j'ai consacré une quantité disproportionnée de temps et d'attention à ces trois mini-objectifs :

- *Obtenir des résultats naturels*

  Cette idée est devenue une obsession, et celle que je mentionne le plus souvent lors de mes présentations à des conférences médicales et durant mes interviews.
- *Recourir à des techniques chirurgicales peu invasives*

  J'ai publié un article sur un nouveau concept en chirurgie esthétique appelé « Mobilité Optimale », une approche scientifique qui réduit la nécessité de recourir à des procédures agressives. J'ai également introduit de multiples techniques basées sur de mini-incisions pour de nombreuses opérations, dans le cadre de la chirurgie nasale (rhinoplastie), les liftings du front, les liftings du visage et les augmentations mammaires.
- *Utiliser des techniques d'anesthésie peu invasives*

  J'ai pu éviter une anesthésie générale dans toutes mes opérations de chirurgie esthétique du visage et du corps en utilisant une combinaison sophistiquée de sédatifs administrés à l'aide de systèmes de surveillance avancés.

Une fois que j'avais identifié mon objectif principal et ses mini-objectifs, ma destination fut connue. Et depuis, je n'ai jamais cessé de rouler à toute vitesse vers elle !

Une liste de priorités—avant tout

Si vous souhaitez engager un comptable, vous n'allez certainement pas essayer de convoquer tous les comptables de la ville.

Vous devriez d'abord préciser vos attentes par rapport à cette personne. Une fourchette d'honoraires spécifique ? Des compétences pour un service particulier ? Un certain nombre d'années d'expérience ? De bonnes références ?

Ce n'est qu'après avoir établi votre liste de priorités, et en sachant ce que vous souhaitez exactement, que vous pourrez commencer à chercher la bonne personne.

Le même principe s'applique à tout ce que vous poursuivez dans la vie.

Donc, avant de prendre une décision concernant un achat, des vacances, une nouvelle orientation dans la vie ou même une relation sentimentale, détaillez vos souhaits par écrit, puis classez ces éléments par ordre de priorité.

Par exemple, avant de chercher une nouvelle maison, notez vos priorités par ordre d'importance :

- prix maximum : 1 000 000 $
- proche du centre-ville
- minimum trois chambres
- au bord du lac
- orienté vers le sud
- âge maximum : quinze ans
- garage pour deux voitures

Ce n'est qu'après avoir établi cette liste par écrit que vous pourrez commencer à chercher une maison.

Cette même formule peut s'appliquer, que vous souhaitiez acheter une nouvelle robe, changer d'employeur, ou quoi que ce soit d'autre que vous vouliez faire ou acquérir.

Les petites notes

Pour terminer, j'ai une petite astuce que j'aimerais partager avec vous.

Je garde des blocs-notes et des stylos partout dans la maison—dans la chambre, la salle de bain, le bureau, la cuisine et le salon—même dans ma voiture et sur le bureau de mon cabinet.

Pourquoi ? Imaginons qu'en m'habillant le matin, je me souvienne que je dois acheter un cadeau pour un ami. Plutôt que de chercher mon téléphone pour programmer un rappel, je prends simplement une petite feuille de papier et j'écris un seul mot—*cadeau*—puis je la mets dans ma poche.

Plus tard dans la journée, lorsque je rentre chez moi et que je vide mes poches, je peux prendre le temps d'ajouter le rappel sur la liste des choses à faire de mon téléphone, ou simplement poser cette note sous un presse-papier, par exemple sur une commode, comme un rappel physique constant.

J'applique également ce système pour les notes que je prends au bureau. Si un collègue me demande de rechercher une information ou de terminer une partie d'un projet, je le note simplement en un ou deux mots sur un petit bout de papier que je range dans une pince à papier, sur mon bureau. C'est la première chose que je vérifie quand j'arrive le matin, et la dernière le soir avant de partir.

Au fur et à mesure que vous vous habituerez à utiliser à la fois les appareils et le papier pour vos tâches à accomplir et pour vos rappels, vous opterez instinctivement pour l'approche la plus pratique et la mieux adaptée à vos besoins.

RÈGLE 8

dans une coquille de perle

Mettez vos problèmes sur papier

Comment résoudre tout problème en moins de 5 minutes

- N'encombrez pas votre cerveau de choses inutiles
- *Arrêtez le "tourbillon"*
- Pour résoudre un problème, *utilisez la formule "5-minutes"— sur papier*
- Gardez votre parcours en bonne voie ✓, vers une destination connue
- *Faites votre liste de priorités*
- Gardez *des blocs-notes* à portée de main

RÈGLE UNIVERSELLE

9

QUEL EST LE PIRE SCÉNARIO ?

Et quel est le scénario le plus probable ?

Une petite tempête

Nous avons tendance à être facilement perturbés par toutes sortes de petits problèmes qui nous causent beaucoup de peine et de détresse.

Il arrive que des évènements anodins prennent à nos yeux une importance démesurée et disproportionnée, nous poussant à nous préoccuper et à nous focaliser sur les détails, sans avoir une vision d'ensemble.

Cependant, avec le recul, nous nous rendons finalement compte que la plupart de ces difficultés temporaires étaient insignifiantes—rien de plus que des ennuis éphémères qui n'ont aucun ou peu d'impact à long terme sur nos vies.

Il est *inutile*—de s'inquiéter de choses *inutiles* !

Par exemple, vous renversez du vin rouge sur votre tapis de couleur crème ; vous découvrez une vilaine éraflure sur votre voiture neuve ; vous perdez votre stylo préféré ; vous recevez une contravention de stationnement ; vous ratez votre avion.

Ces contrariétés vous semblent graves sur le moment et vous perturbent. Mais tôt ou tard, vous réaliserez combien elles étaient dérisoires dans le grand schéma des choses. Quelques mois plus tard, ces petites calamités deviennent insignifiantes à mesure que leur importance s'estompe. Elles sont loin derrière vous et oubliées, comme si elles n'avaient jamais existé. Ce n'est qu'en prenant du recul que vous verrez à quel point vos mésaventures actuelles sont éphémères.

Voici donc une maxime qui vous sera utile dans la vie :

Un problème insignifiant—
est un problème que vous aurez oublié d'ici *6 mois.*

Sur le moment, vous avez l'impression d'être pris au cœur d'une violente tempête, et de vous retrouver dans un tourbillon. Mais avec le temps, vous vous rendrez compte que tout cela n'était rien d'autre qu'une *tempête dans un verre d'eau.*

Par conséquent, lorsque vous êtes confronté à un inconvénient momentané ou à une mini-crise, demandez-vous : *Est-ce que je m'en souviendrai dans six mois ?*

Si la réponse est non, passez outre sur-le-champ. Acceptez ce qui s'est passé, essayez de trouver une solution sensée (en utilisant du papier et un stylo !), puis lâchez prise. Vous n'avez tout simplement pas de temps à perdre avec des affaires sans importance.

Et ne laissez pas ces évènements futiles vous faire oublier toutes les bénédictions que la vie vous offre.

Appréciez les bonnes choses de la vie, et profitez-en maintenant— aujourd'hui. On ne sait jamais ce que demain nous réserve. Peut-être qu'un jour, vous réaliserez la chance que vous aviez, même lorsque vous étiez dans tous vos états à cause de choses sans importance.

Vous regretterez alors chaque minute que vous avez passée à vous inquiéter pour ces tempêtes insignifiantes.

Une grosse tempête

Avez-vous déjà entendu cette citation : « Ma vie a été pleine de terribles malheurs dont la plupart ne se sont jamais produits » ? Le philosophe de la Renaissance Michel de Montaigne est supposé avoir prononcé ces mots il y a cinq cents ans. Et c'est toujours vrai aujourd'hui.

N'avez-vous pas remarqué que, bien souvent, les choses dont on s'inquiète le plus n'engendrent finalement qu'une perte de temps et d'énergie ? Des chercheurs de l'université de Cincinnati sont parvenus à estimer que 85 % des calamités que nous imaginons ne se produiront jamais.

Cela me fait penser à l'une de mes patientes, Tania, qui m'avait laissé un message un week-end, demandant à me voir le plus tôt possible pour une urgence. Cette dame avait été opérée pour une blépharoplastie (opération des paupières) quelques mois auparavant.

Quand elle est arrivée à la clinique le lundi matin, Tania avait l'air terrifiée. Elle m'a montré un grain de beauté sur sa joue, en affirmant que cette lésion n'existait pas avant son opération. Elle se disait convaincue d'avoir le cancer de la peau.

Ce n'était pas le cas ! La lésion était bénigne. J'ai même montré à Tania que ce même grain de beauté apparaissait sur ses photos préopératoires prises des mois plus tôt. Ce n'est qu'à ce moment-là qu'elle a réalisé qu'elle s'était affolée et angoissée tout le week-end pour rien.

Ainsi, il est vrai que la plupart des choses pour lesquelles nous nous inquiétons le plus n'occasionnent finalement qu'une perte de temps et d'énergie.

Mais parfois, le problème qui nous préoccupe peut être vraiment sérieux.

Subitement, on peut être frappé par un évènement bouleversant : apprendre que l'on est atteint d'une maladie grave, perdre son emploi, traverser un divorce, subir des pertes sur des placements financiers, faire face à une crise familiale, vivre un abandon affectif ou subir tout autre revers de fortune majeur. Ces grandes épreuves de la vie suscitent en nous de la peur, de l'angoisse et de la tristesse. Elles peuvent facilement nous submerger et affecter sérieusement notre niveau de stress et notre joie de vivre.

Par exemple, être poursuivi en justice est une expérience effrayante pour chacun de nous. Votre réaction première est probablement la panique, la colère et la peur. Vous pensez sans cesse à toutes les terribles choses qui pourraient se produire : vous pourriez avoir à dépenser beaucoup d'argent en frais d'avocat ; votre réputation risquerait d'être entachée ; vous pourriez perdre toutes vos économies et faire faillite ; vous pourriez même finir en prison.

Ces scénarios extrêmes et ces projections dans l'avenir se bousculent dans votre tête comme dans un film d'horreur, faisant monter en flèche votre niveau de stress. Ils peuvent vous faire perdre la raison, même vous rendre malade physiquement.

Il a été démontré que l'anxiété était liée aux maladies cardio-vasculaires, au cancer, à la diminution de la masse cérébrale et au vieillissement précoce, sans parler des problèmes conjugaux, des dysfonctionnements familiaux et de la dépression.

Nous devons garder le contrôle sur nos inquiétudes. Existe-t-il un moyen de maîtriser ces démons mentaux afin d'augmenter nos chances de vivre plus longtemps et plus heureux ?

La réponse est oui.

Une grosse tempête, mais deux prévisions météo différentes

Dans votre vie, lorsque vous faites face à une tempête qui vous paraît énorme, traitez-la comme vous le feriez avec tout autre problème :

Mettez-la sur papier (Règle 8).

Munissez-vous d'un carnet, idéalement à l'heure du coucher, et prenez cinq minutes, pas plus, pour noter la réponse à chacune des deux questions de « prévision météo » suivantes :

Quel est le pire scénario ?
Et quel est le scénario le plus probable ?

Dans la majorité des cas, vous serez surpris de découvrir que :

Le pire scénario,
même s'il est perturbant, n'est pas la fin du monde.
De plus, *il est improbable.*

Votre vie ne s'arrêtera pas. Vos enfants ne vous abandonneront pas.

De même, vous pourriez découvrir que :

Le scénario le plus probable
n'est pas si mal du tout.
De plus, *c'est celui qui est le plus susceptible de se produire.*

Une fois que vous aurez mis ces deux scénarios sur papier, en noir et blanc, vous vous sentirez soulagé.

Par conséquent :

Attendez-vous au scénario *probable*…
tout en sachant que vous pourrez toujours survivre au scénario *improbable.*

Quand la mangue est passée de « beurk » à « miam »

Au début de ma carrière, j'ai été invité à participer à la conférence annuelle de la Société Internationale de Chirurgie Esthétique à Tokyo.

On m'avait demandé de donner deux conférences : l'une sur la rhinoplastie de révision (l'opération d'un nez ayant fait l'objet d'une opération infructueuse par le passé), et l'autre sur la plastie de l'expression (une approche scientifique que j'ai mise au point, et qui consiste à analyser les expressions faciales indésirables).

Mon épouse, Stéphanie, qui m'accompagnait lors de ce voyage, avait suggéré que nous nous arrêtions en Thaïlande et à Singapour en route vers le Japon. J'ai accepté avec plaisir.

Nous avons passé trois jours à Bangkok, où nous avons séjourné dans un hôtel exotique appelé l'Oriental. La nourriture était délicieuse, notamment le jus de mangue et les nombreux desserts à la mangue, qui a toujours été mon fruit préféré.

Le deuxième jour, avant de descendre prendre le petit déjeuner, j'ai appelé mon cabinet de Montréal pour vérifier si tout se passait bien. Louise, qui était alors ma directrice de bureau, m'a annoncé que Patricia, l'une de mes patientes que j'avais opérée deux semaines plus tôt pour un lifting du visage, se plaignait d'un gonflement soudain et de rougeurs d'un côté du visage. J'ai demandé à Louise de prévenir le chirurgien de garde pour qu'il l'examine et lui prescrive des antibiotiques si nécessaire. J'ai ajouté que je rappellerai deux jours plus tard pour m'assurer que tout était rentré dans l'ordre.

Après avoir raccroché et en descendant pour le petit déjeuner, j'ai commencé à m'inquiéter. En fait, je n'avais pas d'appétit, même pour le jus de mangue. J'ai dit à Stéphanie que je songeais sérieusement à retourner à Montréal, car j'étais stressé à l'idée d'être aussi loin de ma patiente et de ne pas pouvoir être présent si elle avait besoin de moi.

Ce matin-là, nous sommes allés visiter le magnifique Grand Palais, mais j'étais tout simplement incapable de l'apprécier. Mon esprit était assailli de questions sur ce qui pourrait ou risquait d'arriver à ma patiente. Le soir, au dîner, j'étais totalement désemparé.

Finalement, je me suis souvenu des deux questions de « prévision météo » (il m'arrive d'oublier mes propres règles—mais pas très longtemps !). Donc, à l'heure du coucher, j'ai pris mon carnet et j'ai répondu aux deux questions suivantes :

Q : Quelle est la pire chose qui puisse arriver à ma patiente ?

R : D'après les symptômes de Patricia, la pire éventualité serait un abcès, qui pourrait être drainé à travers l'incision initiale. Ces cas rares guérissent généralement très bien, d'autant plus que ma technique de lifting du visage est à la fois conservatrice et très peu invasive.

Q : Quelle est l'issue la plus probable du problème de Patricia ?

R : Selon toute vraisemblance, l'état de Patricia s'améliorera dans quelques jours, d'autant plus qu'elle n'a ni fièvre, ni douleur.

En examinant mes deux options sur papier, j'ai ressenti comme une brise fraîche me parcourir. Et le fait de répondre à ces deux questions par écrit m'a permis d'utiliser mon esprit rationnel au lieu de me laisser guider par des émotions primaires.

Je me suis senti si soulagé que j'ai commandé à la fois un jus de mangue et un dessert à la mangue au service d'étage. Stéphanie était si ravie qu'elle s'est jointe à la fête.

C'était mangue à gogo !

Et d'ailleurs, Patricia s'est complètement rétablie !

L'au-delà du tragique

Il existe cependant des situations dans lesquelles la formule « deux prévisions météo » ne pourra pas s'appliquer : lorsque le problème est bien plus que sérieux, bien plus que simplement triste.

Par exemple, lorsque l'on perd un être cher, lorsque l'on apprend que l'on est atteint d'une maladie très grave, ou lorsque l'on vit une situation de crise profonde à laquelle on ne peut remédier, que ce soit au travail, dans une relation ou sur le plan financier.

Dans toutes ces situations, lorsque l'issue est sombre, cette formule « deux prévisions météo » ne vous aidera malheureusement pas.

Au-delà du tragique, c'est au-delà de toute règle universelle.

Mais peut-être pas au-delà de Dieu, si vous êtes croyant.

« Car rien n'est impossible à Dieu » (Luc 1:37).

RÈGLE 9

dans une coquille de perle

Quel est le pire scénario ?

Et quel est le scénario le plus probable ?

Il suffit de suivre la météo !

Pour une petite tempête, demandez-vous :

- *M'en souviendrai-je d'ici six mois ?*
  Il est *inutile* de s'inquiéter de choses *inutiles*

Pour une grosse tempête, demandez-vous :

- *Quel est le pire scénario ?*
  Souvent, *ce n'est pas la fin du monde*, et c'est *improbable*
- *Quel est le scénario le plus probable ?*
  Souvent, *il n'est pas si grave,* et c'est *celui qui est le plus susceptible* d'arriver

RÈGLE UNIVERSELLE

10

VOTRE BUT N°1 DANS LA VIE EST LE BONHEUR

Comment appliquer
les quatre secrets incontournables
pour vivre heureux

Le phénomène de la « table à quatre pieds »

Demandez à n'importe quelle personne ce qu'elle désire le plus dans la vie, et la réponse sera probablement : le bonheur.

Mais chacun de nous a sa propre définition du bonheur. Lorsque je participe à des conférences pour présenter mes règles universelles, je suis toujours surpris et amusé par les réponses du public lorsque je demande : « Quels sont les secrets du bonheur ? »

L'une des réponses les plus typiques définit la réussite comme une condition préalable au bonheur, qu'il s'agisse d'enrichissement, de statut social ou de reconnaissance professionnelle. D'autres réponses mentionnent l'importance d'une bonne santé physique, de l'accomplissement personnel ou de la foi religieuse. D'autres encore mettent en avant un travail épanouissant, une relation amoureuse passionnée, un mariage harmonieux ou la joie d'avoir des enfants.

Mais qu'est-ce au juste que le bonheur ?

Selon moi, le bonheur est le sentiment prédominant que la vie est belle. On est heureux lorsque l'on éprouve une émotion durable de bien-être, un rayonnement, une joie de vivre au quotidien, et l'anticipation d'un avenir prometteur.

Mais comment parvenir à cela ?

Pendant de nombreuses années, cette question m'a hanté : qu'est-ce qui rend les gens heureux ?

Au début, la réponse semblait insaisissable. Mais au fil des ans, j'ai déterminé ce que je crois être les *quatre piliers du bonheur,* tous absolus et indispensables. Sans l'un de ces quatre piliers, le bonheur devient instable et bancal, et il finit par basculer, comme une table à laquelle il manque l'un de ses quatre pieds.

Voici donc les Quatre Secrets du Bonheur.

LE PREMIER SECRET DU BONHEUR

Travailler et rester occupé

Le bonheur, ce n'est pas posséder des choses… mais faire des choses !

Se lever le matin : et puis après ?

La plupart d'entre nous sommes obsédés par la possession de biens matériels.

Il peut s'agir d'une nouvelle maison, d'une voiture de luxe, d'appareils électroménagers dernier cri, de bijoux, de vêtements de marque, d'œuvres d'art prisées, d'argent ou de placements financiers. C'est un monde étincelant plein de richesses et d'objets précieux qui consume notre culture populaire… et finit par nous consumer.

Mais le problème avec cela, c'est que—*une fois que l'on a acquis ces biens, le plaisir qu'ils procurent s'estompe rapidement.* Par exemple, malgré tout le bonheur qu'a pu vous procurer votre nouvelle voiture le jour où vous l'avez achetée, vous y deviendrez indifférent au bout de quelques semaines ou de quelques mois. L'attrait de la nouveauté disparaît, tout simplement.

En voici la raison :

Aucun objet—une fois obtenu—ne peut vous divertir perpétuellement.

En conséquence :

L'important, ce n'est pas ce que vous *possédez*—c'est ce que vous *faites.*

Ce sont vos activités qui vous maintiennent alerte et désireux de vivre. L'activité, qu'elle soit physique ou mentale, est une forme d'auto-divertissement essentielle pour stimuler votre état de bien-être et pour renforcer votre énergie et votre engagement.

Le fait de travailler et de rester occupé—vous donne un but.

Cela vous procure *un endroit* où vous rendre le matin, *des personnes* avec lesquelles échanger, et *une raison* d'espérer, en plus de vous donner le sentiment d'être utile.

Il ne s'agit pas d'hédonisme, de recherche de plaisir ou d'une collection d'objets brillants. De fait, des chercheurs de l'UCLA, en collaboration avec des scientifiques de l'Université de Caroline du Nord, ont confirmé que le bonheur découlait du sentiment d'avoir un but dans la vie.

Pour certains d'entre nous, le seul fait de se lever le matin à une heure spécifique, de s'habiller et de quitter la maison nous donne un objectif pour la journée. Pour d'autres, travailler chez soi, s'occuper des enfants, aller faire les courses, cuisiner, entretenir son intérieur, ou encore faire du bénévolat au sein de sa communauté, sont autant de tâches importantes qui nous apportent épanouissement et satisfaction.

Lorsqu'on n'est pas occupé—on s'ennuie, on se sent déprimé et inutile.

C'est pourquoi certains retraités, même parmi les plus aisés, perdent le goût de vivre— car ils se ne sentent ni utiles, ni désirés, ni nécessaires. Ils n'ont aucune raison de se lever le matin, rien pour occuper leur journée. S'ils n'ont pas cela, à quoi peuvent bien leur servir une voiture de luxe ou un manoir au bord de la mer ? Comment pourraient-ils être heureux en se contentant de se lever, de manger, de regarder la télévision et de passer d'une petite tâche à une autre le reste de la journée, sans horaires et sans responsabilités ? Rien ne pourrait être plus antithétique au bonheur.

Le travail et… le moment présent

Le travail est un chasseur de négativité.

Lorsque vous êtes occupé—vous n'avez pas le temps d'être sceptique !

En étant occupé, vous n'avez pas le loisir de vous laisser gagner par des sentiments d'inquiétude, de tristesse, de solitude, de désespoir, de colère, de rancune ou de jalousie—les démons du malheur. Vous dépensez beaucoup moins d'énergie mentale en cessant de vous soucier de l'avenir, ou de vous remémorer des évènements désagréables du passé.

Lorsque vous êtes occupé—vous êtes engagé dans le *moment présent.*

Et vous êtes plus créatif et mentalement alerte.

Quand les vacances deviennent si ennuyeuses

Vous avez certainement remarqué que :

**Plus vous travaillez dur pendant la semaine—
plus vous appréciez votre week-end.**

Ceci s'explique par le contraste thérapeutique entre les défis du travail et la libération que l'on ressent lorsque l'on lâche prise et que l'on se détend. L'énergie frénétique dépensée durant des journées de travail contraste avec la liberté et le relâchement des vacances. « C'est la satisfaction du travail bien fait qui nous permet d'apprécier le repos », a écrit l'auteure Elisabeth Elliot.

**Vous appréciez de *ne rien faire*—
uniquement si vous venez de *faire quelque chose !***

Un excès de temps libre peut rendre vos week-ends sans intérêt et vos vacances ennuyeuses. Autrement dit, le bonheur n'existe pas sans le yin et le yang du travail acharné suivi de la relaxation.

En conséquence, rester occupé est une étape essentielle sur le chemin magique qui mène au bonheur.

LE SECOND SECRET DU BONHEUR

Avoir des attentes exaltantes

*Le bonheur est la route de brique jaune menant vers le but exaltant…
et qui prend fin une fois que vous avez atteint ce but !*

Le magicien d'un magicien, s'il y a jamais eu de magicien

Dans le film classique hollywoodien *Le magicien d'Oz,* Dorothée entreprend le voyage de sa vie, en suivant la route enchantée en brique jaune dans sa quête pour rencontrer le Magicien d'Oz à la Cité d'Émeraude.

C'est une aventure pleine de rebondissements : la menace de la méchante Sorcière de l'Ouest ; la rencontre magique avec les Munchkins ; le lien d'amitié profonde entre Dorothée et l'Homme de fer blanc, l'Épouvantail et le Lion Peureux ; et son ultime rédemption par la Bonne Sorcière du Nord. À travers tout cela, Dorothy ne perd jamais son désir d'atteindre son but.

Nous avons tous besoin d'une Cité d'Émeraude dans nos vies, d'un Magicien à rechercher.

Nous avons tous besoin de perspectives passionnantes, d'objectifs agréables qui nous galvanisent et nous font avancer dans la vie.

Les buts exaltants nous donnent…
quelque chose à attendre avec impatience à l'avenir.

Le simple fait d'anticiper des choses exaltantes procure du bonheur. On se sent tous heureux et stimulés en s'apprêtant à vivre un évènement réjouissant, qu'il s'agisse d'une croisière, d'un nouvel emploi, d'un déménagement dans une nouvelle maison, d'un mariage ou d'une naissance. Toutes ces choses sont synonymes de plaisir et d'épanouissement à de multiples niveaux.

Donc, si vous ressentez de l'ennui ou de la frustration, le fait d'avoir des buts aspirants vous fournira de la motivation et de la persévérance. Ces objectifs donnent un sens à votre avenir, car vous espérez une récompense au bout du chemin. Ils vous incitent à donner le meilleur de vous-même et à persévérer.

Vous vous réjouissez d'aujourd'hui et de demain, en songeant aux perspectives exaltantes au-delà du futur immédiat.

Parfois, moins… c'est plus

Vos buts ne doivent pas forcément être de grande ampleur.

Il est important de se fixer des objectifs raisonnablement motivants, mais réalistes, plutôt que des objectifs grandioses qui sont voués à l'échec dès le départ.

Qu'ils soient modestes ou futiles, les buts enthousiasmants sont une promesse de sentiments positifs. Il peut s'agir d'une chose aussi simple que l'anticipation d'un week-end, d'un dîner, d'une réunion entre amis, d'une fête d'anniversaire, d'une séance de cinéma ou d'une simple pause-café.

Lorsque vous attendez quelque chose avec impatience, même s'il ne s'agit que d'une petite sieste relaxante, vous trouvez la force de faire face à vos problèmes quotidiens, et vous gardez la volonté de surmonter vos défis actuels, tout en étant sur la bonne voie pour réaliser vos rêves. Ces simples attentes fonctionnent comme des pilules énergisantes dans votre vie et vous aident à garder le cap contre vents et marées.

Terminé, et maintenant ?

Vos objectifs doivent être continuellement renouvelés.

Un objectif—une fois atteint—n'est plus stimulant !

Vous devez à présent trouver une autre aventure exaltante dans laquelle vous embarquer.

Autrement dit :

Le bonheur, c'est l'exaltation que vous ressentez lorsque vous vous dirigez vers un *but* stimulant… mais qui prend fin une fois que vous avez atteint ce *but* !

Car une fois que l'objectif souhaité est enfin atteint, il est derrière vous. Vous avez perdu cinq kilos—et maintenant ? Vous avez obtenu une promotion au travail—et maintenant ?

Par conséquent, vous devez continuer à aller au-delà de votre attente réalisée et vous diriger vers une autre attente palpitante. Tout comme le voyage enchanté de Dorothée vers Oz, qui l'a menée à la fin d'une aventure et au début d'une autre.

Vous ne pouvez pas vous reposer sur vos lauriers. *Votre vie devrait être une succession de buts exaltants.*

LE TROISIÈME SECRET DU BONHEUR

Rester en bonne santé

Les étapes cruciales de la prévention et de la détection précoce du cancer, des maladies cardiaques, du diabète et de la maladie d'Alzheimer

C'est vice versa

La santé physique et mentale est l'une des composantes clés du bonheur.

Lorsque l'on est malade, il est difficile de jouir de la vie. Imaginez quelle serait votre existence si vous souffriez de douleurs chroniques ou si vous deviez lutter contre une maladie grave. Face à de telles difficultés, jouir de la vie devient problématique.

La bonne santé nourrit le bonheur, et vice versa : le bonheur nourrit la bonne santé. Autrement dit, bonheur et santé sont intimement liés. Ils se renforcent mutuellement. De nombreuses études scientifiques révèlent que le sentiment de bonheur a des effets bénéfiques importants sur la santé. Il permet de lutter contre le stress, renforce le système immunitaire et prolonge l'espérance de vie.

Il est donc de notre devoir de tout mettre en œuvre pour rester en bonne santé, sur le plan à la fois physique et psychologique.

Santé physique

Dans la section suivante, je vais aborder un concept général de la prévention et du traitement des maladies.

Cette approche, cependant, peut ne pas s'appliquer à vous. Ce qui est le mieux pour une personne peut ne pas l'être pour une autre. Et ce qui convient bien aujourd'hui pourrait ne plus convenir demain. Tout change avec le temps, presque quotidiennement, au fur à mesure que de nouvelles études et de nouvelles découvertes émergent.

Donc, faites d'abord appel à votre médecin, puis à votre bon sens.

Avant, pas après : l'art de la prévention

Il est surprenant de constater combien d'entre nous accordent un faible intérêt à la santé physique.

Le philosophe chinois et maître de tai-chi chuan Chungliang Huang avait raison lorsqu'il disait que de nombreuses personnes traitent leur corps comme s'il s'agissait d'une voiture de location—un véhicule qu'ils utilisent pour se déplacer, mais dont ils ne se soucient aucunement de comprendre le fonctionnement !

Pourtant, si l'on souhaite souscrire une police d'assurance au bonheur, il est impératif de considérer avec sérieux le bien-être de notre corps.

> **Un investissement dans le *bien-être*—est une prévention de la *maladie,* et une prévention de la *maladie*—est un investissement dans le *bonheur !***

Cela signifie qu'il est important de tirer parti de tous les outils diagnostiques et thérapeutiques médicaux fiables et disponibles. Nous assurerons ainsi la préservation de notre corps et de notre esprit, ce qui, en retour, nous maintiendra en bonne santé et nous donnera plus de chances d'être heureux.

Les progrès de la science médicale du XXIème siècle sont époustouflants, permettant de réaliser des analyses diagnostiques qui étaient encore inimaginables il y a seulement dix ans, et de produire de nouveaux traitements contre de nombreuses maladies.

Tous ces remèdes innovants sont formidables, mais :

> **Le meilleur de tous les remèdes—**
> **est la prévention et la détection précoce.**

Détection précoce du cancer

La détection précoce du cancer peut sauver la vie—littéralement.

Croyez-le ou non, le risque de contracter un cancer à un moment donné de notre vie est très élevé—près de 50 %.

Si le cancer est si mortel, c'est parce qu'il peut se développer dans l'organisme de façon sournoise et passer inaperçu pendant des années. Par conséquent, on ne le découvre souvent que lorsque les premiers symptômes apparaissent. À ce stade, il est peut-être déjà trop tard. Pourtant, les tests de détection précoce du cancer sont souvent sous-estimés et ignorés.

Il existe quelques techniques modernes qui augmentent les chances de détecter un cancer à un stade précoce :

- *Tests sanguins innovants*
  Certains de ces tests sont déjà disponibles en Amérique du Nord et en Europe, et d'autres sont constamment développés. Bien que coûteux, ils en valent vraiment la peine.
- *Examen radiologique du corps entier*
  Les IRM et les échographies, qui ne produisent aucune radiation, sont des options idéales pour la détection précoce d'une masse cancéreuse.
- *Laparoscopies*
  Ces examens se font à l'aide d'endoscopes et consistent à explorer l'intérieur des cavités accessibles, comme l'estomac (gastroscopie) et le côlon (coloscopie), pour détecter la présence éventuelle d'anomalies ou de masses.

Tous ces tests doivent être effectués régulièrement, à quelques années d'intervalle, en fonction de l'âge de la personne.

Contrôles et examens

Les examens médicaux annuels et les tests de laboratoire de routine sont indispensables pour la détection précoce et le suivi de multiples pathologies telles que le diabète, l'hypertension artérielle, l'hypercholestérolémie, l'anémie, la leucémie et bien d'autres.

Une bonne nutrition
« Tu devrais manger pour vivre, et non vivre pour manger », a écrit Socrate.

Pourtant, beaucoup d'entre nous se gavent d'aliments riches et d'alcool, ou cèdent à leurs pulsions en surconsommant des aliments sucrés ou frits.

Malgré les divergences d'opinion encore très importantes parmi les scientifiques, les caractéristiques de base de l'alimentation et des boissons saines sur lesquelles s'accordent la plupart des autorités médicales (mais pas toutes) peuvent être résumées brièvement en sept points :

- *Alimentation biologique*
  Les produits alimentaires biologiques sont généralement plus sains que ceux issus de l'agriculture ou de l'élevage conventionnel, contiennent moins de pesticides et sont exempts de conservateurs.

  De même, il a été démontré que les produits cultivés localement étaient plus nutritifs. Ils sont plus frais, et donc plus riches en nutriments que les aliments qui viennent de loin, qui ont parcouru un long voyage et ont ainsi perdu une partie de leur valeur nutritive.
- *Peu ou pas de sucre*
  Le sucre nuit à la santé cellulaire et il est hyper calorique.
- *Peu ou pas d'aliments transformés*
  Les aliments transformés contiennent souvent de grandes quantités de sucre, de graisses, de sel, et sont riches en calories.
- *Peu ou pas d'alcool*
  Le vin rouge est généralement préférable.
- *Les fruits de mer*
  Les fruits de mer sont généralement préférables au poulet et à la viande rouge—dans cet ordre.
- *L'alimentation dans les zones bleues*
  Dan Buettner, dans ses ouvrages sur les zones bleues—les parties du monde où les populations vivent le plus longtemps—répertorie les aliments et les boissons les plus consommés dans ces régions, entre autres les haricots, les légumes frais, les noix,

l'huile d'olive, les épices (curcuma, poivre), le thé vert et les tisanes, certains types de pain (seigle, orge, levain), le vin rouge, le poisson, le lait d'amande et de noix de coco, le riz brun, la féta, les fruits frais et beaucoup d'eau.

Toutes les suggestions précédentes varient en fonction des différentes écoles scientifiques et évoluent au fil du temps.

Multivitamines et compléments alimentaires

Bien que tout le monde ne s'accorde pas sur les avantages des compléments alimentaires, un nombre croissant d'essais cliniques en démontrent la valeur.

Parmi les compléments alimentaires les plus populaires, on trouve la vitamine D3, les acides gras oméga-3, la curcumine, le CoQ10, les probiotiques, le resvératrol, les folates, le magnésium, l'acide alpha-lipoïque, l'astaxanthine, la vitamine E, la vitamine B12, le boswellia, la vitamine K, l'iode, entre autres.

Toutefois, la valeur et le degré d'innocuité de chaque complément alimentaire peuvent varier au fur et à mesure que de nouvelles études sont menées.

Exercice

L'exercice physique est essentiel à la bonne santé.

L'exercice réduit les risques de crise cardiaque, protège contre certains types de cancer, régule les taux d'insuline, diminue le risque de diabète de type 2, stimule le métabolisme et la perte de graisse, réduit les niveaux de cholestérol ainsi que la pression artérielle, améliore la force et l'endurance musculaires, stabilise les articulations, renforce les os, améliore la posture, réduit l'inflammation, favorise le sommeil, et stimule l'humeur et les niveaux d'énergie.

Il existe trois principaux types d'exercice physique :

- *Le sport*

  Certains considèrent que les activités sportives, tels que le tennis, le golf, le ski, le jogging, le vélo, le baseball, le volley-ball, le basketball, le football américain, le softball, le football ou le hockey, sont suffisants pour se maintenir en bonne santé dynamique.

C'est vrai, mais seulement si l'on a déjà des muscles développés.

En d'autres termes, bien que ces sports soient excellents pour le système cardiovasculaire (cœur et circulation), ils nécessitent des muscles forts au départ. Si ce n'est pas le cas, les activités sportives peuvent exercer un stress néfaste sur les articulations vulnérables, telles que les genoux, les chevilles, les coudes, les hanches et les épaules. En effet, toutes ces articulations dépendent de muscles robustes pour leur protection lorsqu'elles sont soumises à un usage intense.

Si de nombreuses personnes âgées et fragiles sont en fauteuil roulant, ce n'est pas uniquement en raison de *la faiblesse de leur cœur,* mais souvent à cause de la *faiblesse de leurs muscles,* qui a entraîné une *faiblesse de leurs articulations,* qui elle-même a abouti à *une mobilité réduite.*

Par conséquent, les activités sportives doivent être précédées ou accompagnées d'exercices de renforcement musculaire. Quel que soit votre âge, prenez conseil auprès d'un entraîneur professionnel pour renforcer vos muscles par la musculation avant de pratiquer une activité sportive.

- *La musculation (exercices à l'aide de poids)*

Des muscles puissants sont indispensables pour assurer la solidité des articulations, et ces deux facteurs sont indispensables pour une bonne qualité de vie.

Les exercices à l'aide de poids renforcent la musculature. Vous devez créer une résistance à la contraction musculaire pour augmenter le volume, la puissance et l'endurance des muscles. Pour cela, vous pouvez soulever des poids libres ou utiliser des appareils de musculation.

Pour augmenter le volume et la puissance des muscles, il est nécessaire de s'entraîner régulièrement—une fois par semaine minimum.

- *L'aérobic*

  Les exercices d'aérobic, même allégés, renforcent le fonctionnement des systèmes respiratoire et cardiovasculaire.

  Vous n'avez pas à vous lancer dans un marathon ou un triathlon pour bénéficier *des avantages* de l'aérobic. Marcher d'un pas rapide et dynamique est facile à faire et pratique. La natation, le vélo ou toute autre activité qui entraîne l'accélération de votre respiration et de votre rythme cardiaque sont bénéfiques.

  Une autre habitude est particulièrement utile : emprunter les escaliers plutôt que l'ascenseur. Ainsi, chaque fois que vous voyez un ascenseur ou un escalator, *optez plutôt pour les escaliers,* qui se trouvent généralement à proximité.

Enfin, ma *première Règle universelle—Faites-le maintenant, perfectionnez-le plus tard—* s'applique à tous ces types d'exercices. Même quelques minutes d'exercices par jour, c'est mieux que rien.

Activité mentale

La bonne santé physique est le socle de la bonne santé mentale.

Mais ce n'est pas suffisant. Garder son cerveau actif est primordial pour prévenir le vieillissement cérébral. C'est la clé pour rester alerte et se sentir heureux.

Travailler et rester occupé (le meilleur moyen), ainsi que s'adonner à la lecture, sont deux excellents outils pour la stimulation et la préservation du cerveau. Il existe d'autres façons de faire travailler votre cerveau, comme les puzzles et les jeux de stratégies, par exemple les échecs, le backgammon et les cartes. Vous pouvez également suivre des cours de danse, pratiquer une activité bénévole, apprendre une langue étrangère ou acquérir de nouvelles compétences, par exemple apprendre à jouer d'un instrument, ou s'initier à la peinture, à la sculpture, à la menuiserie ou encore au jardinage.

Vous devez simplement continuer à faire quelque chose—quoi que ce soit—qui vous garde stimulé mentalement.

Éviter les risques physiques

Cela paraît incroyable, mais des millions de personnes mettent leur vie en danger chaque jour—presque délibérément.

Rien qu'aux États-Unis, environ trente-quatre millions d'adultes fument du tabac, dont il a été prouvé qu'il provoquait le cancer.

D'innombrables personnes envoient des textos en conduisant, ce qui provoque étonnamment environ 1,6 million d'accidents par an, se traduisant par un demi-million de blessés et six mille décès.

Viennent ensuite la prise et l'abus de drogues, légales et illégales, ainsi que la consommation excessive d'alcool.

Et que dire de l'exposition au soleil ? Plus de quatre millions de cas de carcinome basocellulaire, un type de cancer de la peau, sont diagnostiqués aux États-Unis chaque année, dont un grand nombre sont liés à l'exposition au soleil. De plus, celle-ci entraîne un vieillissement prématuré de la peau et des cataractes oculaires. Pour éviter ou réduire ces effets secondaires négatifs, nous pouvons rester à l'ombre lorsque nous sommes à l'extérieur, et porter un chapeau, des lunettes de soleil et nous protéger avec de la crème solaire.

Il existe également d'autres risques évidents à éviter, comme les volumes sonores trop élevés et nocifs (dans les boîtes de nuit et les salles de concert), qui peuvent endommager l'oreille interne et ainsi entraîner une perte auditive, des bourdonnements d'oreille (acouphènes) et une sensibilité au bruit.

Enfin, vous pouvez prendre de simples précautions pour sauvegarder votre santé, comme éviter la pollution, vous tenir à l'écart des rues mal éclairées, protéger votre maison à l'aide d'un système d'alarme, tenir la rampe en montant ou en descendant les escaliers, et ne jamais conduire lorsque vous avez sommeil ou que vous êtes trop fatigué.

Ce ne sont là que quelques exemples de comportements que vous devriez adopter. Rien ne justifie le risque de se blesser, de finir paralysé, défiguré ou handicapé.

Contrôle du poids corporel

Éviter l'obésité à tout prix est crucial.

L'obésité peut engendrer le diabète de type 2, l'hypertension artérielle, l'apnée du sommeil, des troubles respiratoires, des maladies cardiaques, le cancer, des accidents vasculaires cérébraux, le reflux acide et des problèmes osseux et articulaires. Et ce ne sont là que quelques exemples parmi bien d'autres.

Essayez d'adopter le régime alimentaire qui fonctionne le mieux pour vous, qu'il s'agisse du jeûne intermittent (mon préféré), d'un régime pauvre en glucides ou de tout autre programme nutritionnel qui vous convient.

L'essentiel est d'opter pour un régime qui pourra être maintenu et suivi durablement.

Gestion du ronflement

La plupart des gens considèrent le ronflement comme un trouble ennuyeux, mais anodin. Il n'en est rien.

Le ronflement est un dysfonctionnement sous-estimé qui se produit lorsque le flux d'air passant par le nez et la bouche est restreint à l'arrière de la gorge. Il peut être dû à une obstruction anatomique, à l'âge ou à l'obésité. Il peut être à l'origine de divers problèmes de santé, notamment la fatigue diurne et les maladies cardiaques, car moins d'air entrant dans les poumons signifie moins d'oxygène dans le sang, et donc moins d'oxygène dans les organes, y compris le cœur, et surtout le cerveau.

De nombreuses personnes qui ronflent bruyamment souffrent d'apnée obstructive du sommeil, c'est-à-dire de l'interruption récurrente de la respiration pendant quelques secondes ou plus durant le sommeil. Le traitement consiste à s'équiper d'un petit appareil CPAP (ventilation par pression positive continue des voies respiratoires) qui pousse l'air par le nez avec suffisamment de force pour atteindre les poumons dans un volume adéquat.

Quand j'ai commencé à ronfler, il y a quelques années, avant d'entamer l'écriture de ce livre, je suis allé consulter un spécialiste pour passer un test du sommeil. Heureusement, les résultats ont indiqué que je souffrais d'une très légère apnée obstructive du sommeil, qui n'exigeait pas nécessairement de traitement. Cependant, une analyse plus poussée a révélé que le taux d'oxygène présent dans mon sang (saturation d'oxygène) baissait légèrement et de manière répétée durant la nuit, et était légèrement inférieur au niveau idéal. Je me suis dit que si mon cerveau était privé d'oxygène chaque nuit, même en petite quantité, cela pourrait entraîner des effets à long terme. Après avoir commencé à utiliser un appareil CPAP, j'ai constaté que j'avais davantage d'énergie et que je me sentais mieux reposé au réveil. Et j'utilise cet appareil encore aujourd'hui.

Si vous ronflez, envisagez de passer un test du sommeil et d'être évalué pour un éventuel traitement.

Santé psychologique

Pour être heureux, on doit préserver son bien-être émotionnel et psychologique.

Mais comment peut-on définir la santé émotionnelle ?

Selon moi, il s'agit de la façon dont nous pensons, dont nous nous sentons, dont nous nous comportons, dont la vie nous affecte et dont nous faisons face à l'adversité.

Et le principal outil permettant d'obtenir une bonne santé psychologique est d'éviter et de prévenir le stress—qui, comme des études l'ont montré, peut engendrer une détérioration du système nerveux, qui entraîne à son tour des déficiences physiques.

Éviter les déclencheurs psychologiques de stress

Les déclencheurs psychologiques de stress sont des situations qui provoquent en vous de l'inquiétude, de la colère, de la panique, des réactions excessives ou une perte de sommeil.

Ces déclencheurs de stress, appelés également « boutons rouges », sont différents selon les individus, mais ils sont généralement de deux types :

- *Facteurs de stress inévitables*
  Il s'agit d'évènements qui provoquent de graves inquiétudes : le décès d'un être cher, un divorce, la perte d'un emploi, une augmentation des contraintes financières, une maladie chronique ou encore une blessure. Il n'y a souvent rien que vous puissiez faire pour éviter ces facteurs de stress.
- *Facteurs de stress évitables*
  Cela concerne les déclencheurs de stress que vous pouvez éviter. *Vous pouvez éviter de vous précipiter*, par exemple ne pas attendre

la dernière minute pour vous rendre à l'aéroport, ne pas arriver en retard à un rendez-vous, ne pas remettre à plus tard les révisions d'un examen (au risque de devoir passer une nuit blanche à étudier), et ne pas procrastiner sur des projets professionnels.

Vous pouvez éviter les situations à haut risque, comme les jeux d'argent, ou les investissements dans des actions boursières ou des entreprises cotées que vous ne comprenez pas très bien.

Vous pouvez éviter les situations irritantes, comme les déplacements en voiture aux heures de pointe ou les longues files d'attente dans les magasins.

Autrement dit, évitez toute action qui vous pousse à vous sentir stressé ou pressé.

Éviter les déclencheurs physiques de stress

Essayez de suivre ces conseils pour éviter tout stress physique auto-induit.

- *Consommer peu ou pas de caféine*
  Bien que la caféine présente certains avantages pour la santé, elle peut aussi entraîner de l'anxiété, une mauvaise qualité du sommeil, du stress et des tremblements des mains. Si vous êtes sensible au café, essayez plutôt du café décaféiné ou des tisanes.
- *Consommer peu ou pas d'alcool*
  Bien qu'il ait été démontré que la consommation occasionnelle de vin rouge soit associée à certains avantages en matière de santé, une consommation fréquente et à long terme d'alcool peut entraîner de légers symptômes de ralentissement du cerveau et du système nerveux central, comme la confusion, la perte de coordination motrice, des tremblements corporels ou encore l'instabilité du comportement.
- *Éviter les drogues à usage récréatif*
  Même si, dans certains pays, les drogues récréatives sont autorisées, leur bilan en termes de santé est toujours contesté.
- *Passer une bonne nuit de sommeil*
  Un sommeil adéquat correspond à un sommeil profond continu de sept ou huit heures par nuit.

Notre obsession envers le smartphone, les réseaux sociaux, la télévision et l'internet a provoqué une épidémie d'insomnies.

Si vous ne vous endormez pas dans la demi-heure qui suit l'heure à laquelle vous souhaitez vous coucher, essayez d'éliminer la caféine, de prendre une douche chaude le soir, de consommer des produits naturels favorisant le sommeil, de dormir dans une pièce très sombre, et de lire un livre apaisant.

Les relations conjugales et la santé

Le mariage, ou une relation à long terme, sont-ils bénéfiques à la santé ?

De nombreuses études suggèrent que le mariage améliore la santé et renforce le sentiment général de bien-être. Des chercheurs de l'université d'Harvard ont découvert que les célibataires sont plus susceptibles que leurs homologues mariés de contracter divers types de cancers, comme le cancer de la prostate, du poumon et du côlon.

Et une étude émanant de l'université de New York a conclu que les personnes mariées âgées de moins de cinquante ans avaient 12 % de chances en moins de souffrir de maladies cardiovasculaires que les célibataires.

Le mariage semble également favoriser la longévité. « Le fait d'être marié est un important facteur de survie », a conclu Peter Martin, professeur en études du développement humain et de la famille à l'université de l'État d'Iowa.

Quelle est l'explication de ces avantages ?

Est-ce le soutien mutuel ? Très probablement. La compagnie—simplement le fait de ne pas être seul—favorise le bonheur, et donc la santé.

Est-ce dû aux relations intimes ? Ce pourrait être un facteur à prendre en compte. Selon une étude menée par les New England Research Institutes, l'activité sexuelle régulière peut diminuer les risques de crise cardiaque et d'accident vasculaire cérébral chez les hommes.

En revanche, un mariage malheureux ou une relation à long terme malheureuse peuvent être dommageables pour votre santé physique et mentale.

Selon une étude publiée dans le *Journal of Happiness Studies* : « Tous les mariages ne sont pas égaux : les mariages malheureux sont moins bénéfiques que les mariages heureux. Comparativement aux individus qui étaient 'très heureux' dans leur mariage, ceux qui n'étaient 'pas très heureux' étaient deux fois plus susceptibles de présenter un problème de santé. »

Donc, l'option la plus sage semble être : *un mariage heureux, ou une relation à long terme heureuse—ou pas du tout !*

Et que vous soyez marié ou dans une relation à long terme, ou que vous ne le soyez pas, ne l'ayez jamais été, ne le soyez plus ou ne le serez jamais, le plus important est de rester connecté socialement.

J'y reviendrai bientôt.

La chronique de mon rein

Comme je l'ai dit, pour préserver notre santé et notre bien-être, notre premier devoir est de prendre des mesures pour prévenir et détecter précocement les maladies.

Au fil des ans, j'ai suivi mes propres règles relatives à la prévention et à la détection précoce. Chaque année, je passe un examen physique de santé comprenant une batterie de tests sanguins. Et pour la détection précoce du cancer, je me soumets à un examen complet du corps, à quelques années d'intervalle, à travers une série de radiographies non-nocives, comme les IRM et les échographies (ultrasons). De plus, je subis régulièrement des endoscopies pour contrôler mon système gastro-intestinal.

Une année, après avoir terminé ma série habituelle de tests sanguins et de radiographies, j'ai reçu un appel d'un collègue de la clinique de radiologie où les examens avaient été effectués. Le Dr Stewart, un radiologue brillant, m'a demandé de venir le rencontrer personnellement. J'ai pensé qu'il voulait peut-être référer un patient important à mon cabinet. Il ne m'est pas venu à l'esprit que cela pouvait être lié à mes examens.

Lorsque je suis entré dans son bureau, le Dr Stewart, contrairement à son habituelle bonne humeur, avait l'air préoccupé. Il avait en effet de mauvaises nouvelles à m'annoncer : il venait de découvrir une masse très volumineuse, presque de la taille d'une petite pastèque, dans mon rein droit. *Et cela ressemblait à un cancer.*

Ma vie bascula en quelques secondes.

J'étais dans l'incrédulité. Tout cela était totalement inattendu. J'ai vu soudain ma vie toucher à sa fin. J'étais dévasté en pensant que j'allais prochainement laisser derrière moi Stéphanie et nos deux jeunes enfants.

Cependant, plus tard dans la journée, je me suis repris et j'ai décidé de réfléchir de façon rationnelle.

Il n'y avait aucun doute : j'avais une grosse masse cancéreuse sur le rein et je devais agir rapidement. Je suis allé consulter un éminent urologue que je connaissais pour lui demander son avis. Il m'a confirmé qu'il y avait, selon ses mots, 99 % de chances pour qu'il s'agisse d'un cancer du rein. Il en a conclu qu'une intervention chirurgicale majeure était nécessaire pour retirer la tumeur ainsi que l'intégralité du rein qui l'entourait, par mesure de précaution.

Je devais prendre une décision qui allait changer ma vie. Mais je me suis alors souvenu de deux de mes maximes qui ne figuraient pas encore dans mes règles universelles !

La première, comme je l'ai dit à ma patiente Denise, star de la télé, est la suivante :

« *Différents bons* médecins peuvent offrir… *différentes bonnes* opinions. »

L'autre est celle-ci :

**« Parmi tous les grands experts que je connais…
le bon sens est le plus grand ! »**

Autrement dit, je devais prendre en compte à la fois les connaissances des experts et mon bon sens. Malgré la confiance et le respect que j'avais pour mon collègue urologue, j'en suis venu à la conclusion que, pour ma tranquillité d'esprit, je devrais obtenir un deuxième avis. Après avoir effectué des recherches, j'ai fini par prendre rendez-vous avec un urologue réputé, spécialisé dans la chirurgie du rein, à la clinique de Cleveland.

Une semaine plus tard, j'ai rencontré le Dr Newman, un homme tranquille et peu bavard. Tandis qu'il examinait tous les résultats des tests dans son bureau, j'étais assis face à lui avec Stéphanie, attendant son avis avec anxiété. Et sincèrement, je m'attendais à ce qu'il arrive à la même conclusion que l'urologue précédent.

Une fois son évaluation terminée, il m'a regardé et m'a dit une chose que je n'oublierai jamais : « Je ne suis pas sûr à cent pour cent de ce qui se passe. »

Comment ? C'était un commentaire extraordinaire de la part d'un chirurgien aussi compétent que lui. La plupart des chirurgiens sont généralement très confiants dans leurs conclusions.

Le Dr Newman a poursuivi : « Il y a quelque chose qui ne colle pas dans tout ça. »

Perplexe, je lui ai demandé : « Que voulez-vous dire ? »

« Je ne suis pas sûr », a-t-il répondu. « Il y a quelque chose d'atypique dans votre cas. Oui, c'est probablement un cancer, mais je n'en suis pas encore totalement convaincu. Vous avez une énorme tumeur, mais aucun symptôme. Cela ressemble bien sûr à une masse cancéreuse, mais il s'agit peut-être—je répète, peut-être—d'une tumeur bénigne atypique. Cette probabilité, cependant, n'est que de l'ordre de 7 %. »

Puis il a marqué une pause de quelques secondes avant de poursuivre : « Si c'est moi qui vous opère, je n'établirai pas de plan à l'avance. Je le ferai pendant l'opération. J'ouvrirai votre abdomen et je jetterai un coup d'œil avant de toucher à quoi que ce soit. Puis, en fonction de ce que j'aurai trouvé, je procéderai étape par étape. S'il s'agit d'un cancer, je devrai m'assurer que je ne risque pas de le propager en agissant trop vite. »

Son discours résonnait comme une douce musique à mes oreilles. *Cet homme est un penseur,* me suis-je dit. J'aimais son approche. Mon instinct me disait que je pouvais me fier à lui.

Le Dr Newman a ensuite ajouté : « S'il vous plaît, prenez le temps d'y réfléchir et tenez-moi au courant. De toute manière, je dois me rendre au Brésil dans deux semaines pour une conférence. Quand je reviendrai, vous pourrez me contacter, si vous souhaitez toujours que je sois votre chirurgien. »

Je l'ai interrompu. « Dr Newman, j'ai pris ma décision. Vous êtes mon chirurgien ! »

Il a semblé heureux de l'entendre.

Puis, conformément à ma Règle 2 (*demandez une fois ce que vous voulez*), j'ai repris en disant : « J'aimerais vraiment que vous m'opériez avant votre départ pour le Brésil ! »

Surpris par ma demande, il a hésité une seconde avant de répondre, avec un petit sourire : « Entendu. Je vais le faire ! »

Quelques jours plus tard, j'ai été opéré. Et devinez quoi ? Ma tumeur gigantesque était *bénigne !* Et tout aussi important, mon rein gauche a été sauvé. Donc, j'avais été à la fois chanceux et bien avisé.

LE QUATRIÈME SECRET DU BONHEUR

Avoir un réseau de famille et d'amis

Le bonheur, c'est se sentir connecté

Le phénomène de « l'animal social »

Vos amis comprennent vos blagues. Votre famille vous aime de manière inconditionnelle. Vos collègues vous encouragent. Votre conjoint vous serre dans ses bras tous les jours. Et vos enfants vous réchauffent le cœur.

La famille et les amis vous relèvent quand vous êtes à terre et fêtent vos succès avec vous. Ils vous réconfortent et ont une influence positive sur votre humeur générale.

Collectivement, les gens qui font partie de votre vie participent à votre bonheur et à votre bien-être tout en diminuant votre stress. Pourquoi ? Parce que vous et moi sommes des *animaux sociaux.*

Nous avons une soif d'appartenance—
un besoin de nous sentir soutenus et aimés.

Les liens sociaux améliorent la santé physique et mentale. Ils renforcent le bien-être émotionnel, diminuent nos niveaux d'anxiété, augmentent l'estime de soi, renforcent notre système immunitaire et favorisent notre longévité.

Inversement, il a été démontré que la solitude entraîne l'hypertension artérielle, les crises cardiaques, les accidents vasculaires cérébraux, la toxicomanie, l'alcoolisme et la dépression. Des études ont révélé que l'absence de relations est un facteur de risque de mort précoce aussi important que le fait de fumer quinze cigarettes par jour.

La solitude est un tueur silencieux.

Une cellule de prison, mais la porte est ouverte

Pensez à la solitude comme à une sorte d'isolement en cellule. C'est comme se trouver dans une cellule de prison de haute sécurité, mais la porte est ouverte !

L'une des clés du bonheur—c'est de ne pas être seul.

Le bonheur, c'est communiquer avec les gens, ceux auxquels nous tenons et ceux qui tiennent à nous. Nous avons besoin de socialiser avec les autres. Nous désirons nous exprimer et écouter les autres s'exprimer.

Cela peut passer par toute forme d'échange communicatif—une réunion, un appel téléphonique, un chat vidéo, un courriel—ou en personne, en regardant un film, en pratiquant un sport d'équipe ou en partageant un agréable dîner aux chandelles. Toutes ces activités constituent des relations sociales enrichissantes.

Réseaux intimes

La famille et les amis sont essentiels à notre bonheur.

Grâce à eux, nous savons que nous ne sommes pas seuls. Ils nous apportent du réconfort et influent positivement sur notre humeur générale. Ils nous permettent de rester sereins et dissipent notre stress. Ils nous aident à gérer le travail et les problèmes de santé.

Nos réseaux intimes « F & A » (famille et amis) sont, par ordre de priorité :

- *La famille nucléaire*
  Notre conjoint et nos enfants.
- *Les autres membres de la famille*
  Entre autres, les parents, les grands-parents, les frères et sœurs, les cousins, les oncles et les tantes.
- *Les amis*
  On y trouve les proches confidents, les collègues et les connaissances.

Certains ne se soucient que de leurs amis proches, leurs « BFF » (*Best Friend Forever*), et tendent à ignorer les autres. C'est une erreur.

Cela tient à ce que j'appelle la « barre de l'amitié ».

Pour les amis proches, la barre est très haute. Ce sont ceux que l'on connaît très bien—de cœur à cœur. Ils doivent avoir une très bonne alchimie avec nous et être fiables à 100 %. Ce sont deux impératifs absolus. Mais ces amis précieux sont rares. Si nous en avons deux ou trois, nous avons de la chance.

Pour les bons amis, la barre se situe au milieu. Ils doivent avoir une bonne alchimie avec nous et être fiables. Ils doivent être également sympathiques et intéressants.

Pour la catégorie connaissances, la barre se situe plus bas. Ils sont simplement de bons compagnons avec lesquels on se divertit. On ne leur demande et l'on n'attend pas grand-chose d'eux : il suffit qu'ils soient agréables à côtoyer et qu'ils offrent occasionnellement une bonne compagnie.

Mais la vérité, c'est que tous les types d'amis enrichissent notre vie. Nous devons simplement être clairs concernant nos attentes et les leurs.

Ils surveillent notre montre

Même si nous sommes très occupés, nous devons investir quotidiennement dans la socialisation pour créer et entretenir notre bonheur.

**La famille et les amis n'attendent qu'une chose de nous—
notre temps !**

Heureusement, nous avons la chance de disposer de multiples plateformes de communication simples d'accès qui nous permettent de rester en contact, entre autres le téléphone, les textos, les e-mails et les chats vidéo. Et même si la technologie est fantastique lorsque nous sommes pressés par le temps ou séparés par la distance géographique, le bon vieux contact réel, le face-à-face, reste toujours le meilleur.

Quelle que soit la méthode que vous choisissez, l'important est de se connecter régulièrement avec les membres de sa famille et ses amis.

Par conséquent :

**Réservez 5 minutes par jour—
pour vous connecter à votre famille et à vos amis.**

Idéalement, utilisez ces cinq minutes pour passer un coup de fil rapide à l'une des personnes de vos réseaux. Même si la conversation est courte, le lien est renforcé. Une chose aussi simple qu'un texto ou un e-mail d'une ligne demandant : « Comment vas-tu ? » ou disant : « J'espère que tout va bien » peut nourrir votre boucle famille et amis « F & A ».

Plus tard, lorsque vous aurez le temps, vous pourrez vous arranger pour les rencontrer en face-à-face—la meilleure des connexions.

C'est la boucle qui compte

L'important, c'est de savoir qu'il y a des gens qui se soucient de vous.

**La valeur de la boucle « F & A » réside dans…
le simple fait qu'elle existe.**

C'est comme avoir votre mère qui vit loin de chez vous. Même si vous la voyez seulement une fois par an, vous savez qu'elle est là pour vous apporter de l'amour et du soutien, et cela est suffisant pour contribuer à votre bonheur.

Enfin, si vous avez peu de parents et peu d'amis, créez une boucle alternative en rejoignant un groupe d'activité, par exemple un club, une association, en suivant des cours du soir, ou en participant à des activités récréatives. Il existe d'innombrables opportunités de rencontres sur internet. Et il existe d'innombrables personnes sur la planète qui pourraient contribuer à votre bonheur. Il vous suffit de faire la moitié du chemin pour aller à leur rencontre.

RÈGLE 10

dans une coquille de perle

Votre but N°1 dans la vie est le bonheur

Comment appliquer les quatre secrets incontournables pour vivre heureux

LE PREMIER SECRET DU BONHEUR

Travailler et rester occupé

Le bonheur ne consiste pas à *posséder* des choses… mais à *faire* des choses !

- Aucun objet—une fois obtenu—ne peut vous divertir en permanence
- L'important n'est pas de posséder des choses, mais d'en faire !
- Vous avez besoin d'une raison de vous lever le matin
- Continuez à travailler, restez occupé
- Plus vous travaillez dur en semaine, plus vous appréciez votre week-end !

LE DEUXIÈME SECRET DU BONHEUR

Avoir des attentes exaltantes

Le bonheur est la route de brique jaune menant vers le *but exaltant…* et qui se termine une fois que vous avez atteint ce *but !*

- Les buts exaltants vous donnent… quelque chose à attendre avec impatience à l'avenir
- Comme dans le voyage enchanté de Dorothée, le bonheur est la route en brique jaune vers le but exaltant
  Mais une fois ce but atteint… vous devez en trouver un autre
- Votre vie devrait être une succession d'objectifs passionnants

RÈGLE 10

dans une coquille de perle

Le Troisième Secret du Bonheur

Rester en bonne santé

Les étapes cruciales de *la prévention et la détection précoce* du cancer, des maladies cardiaques, du diabète et de la maladie d'Alzheimer

- Si vous êtes malade, il est difficile d'être heureux
- Restez en bonne santé physique et psychologique
- Le meilleur traitement est la prévention et la détection précoce
- Consultez d'abord votre médecin, et ensuite votre bon sens

Le Quatrième Secret du Bonheur

Disposer d'un réseau de famille et d'amis

Le bonheur, c'est de *se sentir connecté*

- La solitude est un tueur silencieux
- Nous avons besoin d'appartenance et d'amour
- Votre famille et vos amis n'attendent qu'une chose de vous : votre temps
  Réservez-leur cinq minutes par jour

RÈGLE UNIVERSELLE

11

QUAND VOUS NE SAVEZ PAS QUOI FAIRE… NE FAITES RIEN !

Le temps vous révèlera souvent la solution

Le phénomène du « Ne reste pas assis là »

Les parents reprochent parfois à leurs enfants de ne rien faire par un beau samedi ensoleillé. Ils disent par exemple : « Ne reste pas assis là—fais quelque chose ! »

L'idée, c'est que faire quelque chose est préférable à ne rien faire.

Une fois adultes, nous nous sentons toujours obligés d'être occupés en permanence—de faire quelque chose. Nous vivons dans une culture de haute technologie marquée par les décisions prises instantanément et les réactions rapides. Nous sommes prompts à répondre au téléphone ou à appuyer sur le bouton Envoi, souvent sans y réfléchir.

Mais après coup, combien de fois nous disons-nous : *« Je n'aurais pas dû faire ça »* ? Ce besoin compulsif de faire quelque chose peut être problématique.

Le phénomène du « Reste assis là »

Il y a cependant des moments où nous semblons incapables d'agir et de faire un choix.

Nous restons bloqués dans notre ambivalence, tandis que nous réfléchissons à divers scénarios, freinés par la perspective de prendre la mauvaise décision. Nous n'arrivons tout simplement pas à appuyer sur la détente, car nous ne savons pas quelle cible cette balle devrait atteindre. Face à différents scénarios concurrents, nous sommes incapables de prendre une décision et de choisir parmi ces options.

Notre réaction naturelle, alors, est de nous sentir sous pression, d'éprouver le besoin compulsif de *faire quelque chose.* Et si, finalement, nous nous forçons à agir, que nous prenons une décision et que nous agissons, nous pouvons finalement regretter de ne pas avoir attendu plus longtemps. Une décision prise à la hâte se retourne souvent contre nous.

Par conséquent, lorsque vous hésitez entre plusieurs options, ne vous sentez pas obligé d'agir sous la pression, qu'elle vienne de vous ou de quelqu'un d'autre.

Vous ne devez aucune action… à qui que ce soit.

Dans une situation aussi incertaine :

**Hésiter entre plusieurs options—
est une bonne raison… pour n'en choisir aucune !**

Dans un tel cas, ce que vous devez faire en priorité, c'est suivre la Règle 8 : *Mettez vos problèmes sur papier.* Commencez à comparer vos options—par écrit.

Si vous le faites et que vous hésitez encore, cela signifie simplement *qu'aucune option n'est assez bonne.*

Dans ce cas, votre meilleur plan d'action est le suivant :

Ne faites rien—simplement attendez !

Laissez le temps vous donner la réponse.

Avant l'acte final, un entracte s'impose

Le temps fait souvent des miracles pour dissiper la confusion et envisager les choses sous un autre jour.

Au fur et à mesure que le temps passe, vos options vont :

**Soit s'essouffler—et perdre en importance,
soit prendre de l'ampleur—et gagner en importance.**

Prenons l'exemple de la situation de Samantha. C'est une femme d'une trentaine d'années qui rêve de se marier et d'avoir des enfants. Un homme vient de la demander en mariage. Elle pense que c'est peut-être la réponse à ses rêves, mais elle ne sait pas si elle doit accepter ou non. *Elle hésite.*

Peut-être espère-t-elle trouver quelqu'un qui lui convient mieux. Ou peut-être n'est-elle pas convaincue que son prétendant puisse être un mari approprié. Ou peut-être n'éprouve-t-elle pas suffisamment de passion pour lui.

D'un côté, Samantha ne semble pas enthousiaste à l'idée d'accepter la demande de cet homme. Mais d'un autre côté, elle est flattée par cette demande et s'inquiète du fait que cela pourrait être sa dernière chance de dire « oui » à un homme convenable qui s'agenouille devant elle. *Elle hésite.*

Que signifie cette hésitation ?

L'hésitation est l'absence de vainqueur
dans la bataille que se livrent
les aspects positifs et négatifs d'une situation.

Pour Samantha, cela signifie que les perspectives joyeuses associées au fait d'être mariée et d'avoir des enfants (l'aspect positif) sont neutralisées par un manque d'enthousiasme à la pensée de partager sa vie avec son prétendant (l'aspect négatif).

Réfléchir à ses options et discuter de sa situation avec un parent ou une amie peut aider Samantha à clarifier ses sentiments. Cependant, se forcer à prendre une décision ou à agir en suivant les conseils d'autrui n'est pas seulement une mauvaise idée, mais peut aussi être carrément nuisible si cela la pousse, contre son instinct, soit à rejeter, soit à accepter la demande en mariage. *Par conséquent, la chose la plus sage à faire pour Samantha, c'est de faire une pause et d'attendre.*

Entre-temps, elle pourrait, bien sûr, garder une porte ouverte. Elle pourrait très bien annoncer à son prétendant qu'elle réfléchit sérieusement à sa demande et qu'elle a besoin de temps pour se décider, ce qui est tout à fait vrai.

Souvent, des évènements imprévus peuvent survenir. Les perceptions et les sentiments changent constamment.

Tôt ou tard,
le temps mettra au jour la bonne option.

C'est ce qui s'est produit pour Samantha. Quelques semaines plus tard, elle a décidé de refuser gentiment la demande en mariage. Heureusement, elle a rencontré la bonne personne presque quatre ans plus tard et a accepté qu'on lui passe la bague au doigt, cette fois sans aucune hésitation.

Donc, en affaires, en amour ou dans les relations :

Si vous hésitez,
prenez votre temps… avant d'agir.

Le blues de Beverly Hills

Il y a une vingtaine d'années, lors de la conférence annuelle de l'Académie Américaine de Chirurgie Plastique et Reconstructrice Faciale, à Los Angeles, j'ai présenté un exposé sur une technique, appelée *Lip Lift,* que j'avais mise au point et sur laquelle j'avais écrit des articles scientifiques. Cette procédure innovante visait à améliorer l'aspect des lèvres accusant des signes de vieillissement.

À l'issue de ma conférence, le Dr Bastock, un chirurgien plastique renommé exerçant à Beverly Hills, m'a approché pour me dire qu'il aimerait observer la technique en question. Il m'a demandé si je pourrais le recevoir dans ma clinique à Montréal, ce que j'ai accepté.

Deux mois plus tard, le Dr Bastock est venu assister à une opération de type *Lip Lift,* ainsi qu'à d'autres interventions de chirurgie esthétique. Il se montrait attentif et me posait des questions tout en observant mon travail.

À la fin de la journée opératoire, le Dr Bastock a insisté pour m'inviter à dîner. Nous sommes allés dans un restaurant français réputé, le Bonaparte, dans le vieux Montréal. Autour d'un délicieux repas arrosé d'un excellent vin, le Dr Bastock m'a remercié de l'avoir reçu pendant la journée entière. Puis il a enchaîné en me proposant, de façon tout à fait inattendue, de rejoindre son cabinet de Beverly Hills en tant qu'associé !

Selon lui, puisque j'utilisais un certain nombre de techniques uniques, telles que certaines procédures avec mini-incision, la conjugaison de nos compétences serait profitable à la fois à sa pratique et à la mienne. J'ai été pris au dépourvu. Je ne m'y attendais pas du tout. J'ai promis au Dr Bastock que je réfléchirais à son offre.

Ce soir-là, j'en ai discuté avec mon épouse, Stéphanie. Je lui ai confié que j'étais partagé entre deux options concurrentes.

L'une d'elle consistait à intégrer un cabinet solidement établi dans la région la plus glamour des États-Unis pour la chirurgie esthétique. Cela aurait été bénéfique à la fois pour ma carrière, pour mes revenus et pour ma réputation.

L'autre était de rester à Montréal, une agréable ville bilingue au charme européen où je me sentais parfaitement chez moi, et où mes deux jeunes enfants aimaient leur école. Mes parents, ainsi que mon frère, Sam, ophtalmologue reconnu et respecté, vivaient également à Montréal. De plus, Stéphanie et moi avions un cercle étendu de bons amis dans la ville. Je possédais également une clinique réputée à Westmount, une élégante banlieue de Montréal, avec une vue panoramique sur le Mont Royal, une magnifique montagne. Et j'avais la chance de vivre dans une maison située au bord d'un lac, à seulement vingt minutes du centre-ville.

C'était une décision très difficile à prendre. J'étais très partagé sur la question. Je ne savais pas quoi faire.

Le Dr Bastock nous a bientôt rappelés pour nous inviter, Stéphanie et moi, à passer trois jours chez lui, à Los Angeles, afin de nous faire mieux connaître sa région. Nous avons accepté avec plaisir.

Le séjour à Beverly Hills fut surréaliste. Nous étions dans un cadre idyllique : l'élégance, l'opulence, la douceur du climat et les gens sympathiques. Le bureau du Dr Bastock, situé sur Sunset Boulevard, l'une des nombreuses cliniques de chirurgie plastique de l'immeuble, était aussi impressionnant que sa maison. Et le Dr Bastock s'est comporté en parfait gentleman, agréable et généreux, tout au long de notre séjour.

À la fin de notre visite, j'ai demandé au Dr Bastock de me laisser un peu de temps pour réfléchir à son offre. Il accepta. La pression montait.

De retour à Montréal, Stéphanie m'a informé qu'elle me laisserait la décision finale. Alors, je me suis senti vraiment coincé. Je ne savais toujours pas quoi faire.

Durant les mois qui ont suivi, et après de nombreuses discussions et hésitations, j'ai finalement conclu que le changement d'environnement physique et social bouleverserait beaucoup trop notre vie. J'ai donc décidé de décliner respectueusement l'offre du Dr Bastock, qui est depuis resté un bon ami.

Rétrospectivement, je réalise maintenant que j'ai souffert pendant près d'un an pour rien. À l'époque, je n'avais pas découvert la règle que je vous livre ici. Si cela avait été le cas, en réalisant que je ne savais pas quoi faire, je n'aurais rien fait—j'aurais simplement attendu, sans m'infliger toute cette anxiété. J'aurais laissé le temps me guider vers la bonne décision.

J'ai eu la chance, d'une certaine façon, de ne pas m'être engagé, sous la pression, dans l'une ou l'autre de ces deux voies, que ce soit en suivant les conseils d'autres personnes ou en suivant mes propres impulsions. Faire un choix simplement parce qu'on se sent obligé de le faire est une grave erreur.

En cas de doute, il convient de temporiser. Dans de telles situations, attendre et ne rien faire est la bonne façon d'agir.

RÈGLE 11

dans une coquille de perle

Quand vous ne savez pas quoi faire… ne faites rien !

Le temps vous révèlera souvent la solution

- Quand vous hésitez entre plusieurs options,
  Ne faites rien—et attendez
- Tôt ou tard, *le temps mettra au jour la bonne option*
- Et ne vous laissez pas bousculer
  Vous ne devez aucune action à qui que ce soit

RÈGLE UNIVERSELLE

12

QUAND VOUS NE SAVEZ PAS QUOI DIRE... NE DITES RIEN !

Le silence est souvent votre meilleure réponse

Le phénomène du « dis quelque chose »

Tout au long de notre vie, nos diverses interactions semblent les unes après les autres nécessiter une réponse verbale. Peu importe qui pose une question ou déclare quelque chose, vous pouvez éprouver le besoin de répondre.

Le silence est gênant.

En conséquence, vous pouvez vous précipiter pour le remplir. Mais le devriez-vous ?

Nous sommes parfois confrontés à des situations déplaisantes et inconfortables qui nous déstabilisent et peuvent même nous angoisser. Opinions et commentaires nous assaillent à un rythme rapide tout au long de la journée. À tout moment, nous pouvons être interpellés sur nos opinions, sur nos orientations politiques, sur notre comportement, sur notre travail ou sur quasiment tout ce que nous disons ou faisons— même sur ce que nous ne disons pas ou ne faisons pas.

Par exemple, une personne vous raconte une blague vulgaire et s'attend à ce qu'elle vous fasse rire. Vous entendez un commentaire préjudiciable qui vous offense. Vous êtes critiqué à tort par un collègue, ou agressé verbalement par un client, ou l'on vous demande un service qui vous met mal à l'aise. Ou encore, parce que vous vous sentez intimidé, vous achetez quelque chose, dites quelque chose ou acceptez quelque chose que vous préféreriez ne pas acheter, dire ou accepter.

Dans de tels moments, en plus d'être nerveux, vous vous sentirez probablement obligé de répondre—de dire quelque chose. C'est humain.

Combattre ou fuir—ou plonger

Dans de telles situations émotionnellement éprouvantes, vous pouvez vous sentir en colère, angoissé, gêné, vindicatif, menacé ou insulté.

Durant ces moments de combat ou de fuite, vous pouvez souvent ressentir l'envie de parler.

Votre niveau de stress augmente de façon exponentielle, tandis que votre esprit se hâte de trouver la réponse idéale. Une centaine de pensées se bousculent dans votre tête, tandis que vous tentez de trouver la réaction la plus appropriée, et dans l'instant même : dois-je être d'accord ou en désaccord ? Dois-je attaquer ou m'excuser ?

Dans de tels cas, lorsque vous êtes le dos au mur, vous ressentez le besoin de trouver une réponse instantanée.

Eh bien, vous avez tort.

Vous ne devez aucune réponse instantanée… à qui que ce soit.

Mais alors que faire lorsque vous êtes confronté à l'une de ces situations difficiles ?

Si une réponse vous vient naturellement, sans effort, sans stress ni hésitation, alors très bien—donnez-la. Mais si vous êtes mal à l'aise ou que vous n'êtes pas sûr, la meilleure conduite à adopter est de résister à l'envie de parler.

Plongez-vous simplement dans le silence.

« Le silence est parfois la meilleure réponse », a dit le Dalaï Lama (lorsqu'il n'était pas silencieux !).

En restant calme et posé, vous déstabilisez l'adversaire. Vous prenez instantanément le dessus.

Et si votre interlocuteur vous presse de dire quelque chose, répondez simplement :

« Je vais y réfléchir. »

Et si l'on vous pose de nouveau la question, répétez la même réponse : « Je vais y réfléchir. »

Et vous n'avez besoin non plus de réagir physiquement.

Si vous n'avez pas envie de sourire ou de rire, ne le faites pas—maintenez simplement une expression neutre et détendue.

L'histoire de « l'indébattable »

Susie, une infirmière compétente et dévouée travaillant dans mon centre chirurgical, m'a un jour demandé à me voir en privé pour discuter d'un sujet concernant son équipe d'infirmières, un groupe de huit professionnelles hautement qualifiées.

Assise en face de moi, dans mon bureau, à la fin d'une longue journée de travail, elle affichait un air grave. « On a un problème », a-t-elle annoncé. « Deux des infirmières se plaignent du fait que vous terminiez souvent les opérations trop tard dans la journée. »

J'étais décontenancé—et un peu agacé. Il me semblait que ces heures supplémentaires en salle d'opération étaient une source de satisfaction, et non de contrariété, pour ces deux infirmières, étant toutes les deux rémunérées à l'heure. Je soupçonnais également cette plainte d'être une tentative déguisée d'obtenir une augmentation. Dans ce cas, j'aurais été doublement déçu en apprenant que les infirmières qui se plaignaient n'appréciaient pas le fait de percevoir des rémunérations bien supérieures qu'ailleurs.

Connaissant Susie, j'étais sûr qu'elle ne prenait pas parti pour les infirmières se plaignant de l'horaire tardif des opérations. De plus, je n'avais pas l'intention de réduire le nombre de mes interventions chirurgicales, ni d'augmenter mon taux de rémunération déjà élevé avant la fin de l'année.

Autrement dit, je n'avais pas envie de discuter de ce qui était évident, ni de défendre ce qui était défendable. Et je n'étais pas d'humeur à débattre sur « l'indébattable » !

Comme je ne savais pas quoi dire, je n'ai rien dit.

Au bout de quelques secondes, Susie a repris : « Qu'en pensez-vous, docteur ? »

De nouveau, je n'ai rien dit.

Susie, en tant que messagère pleine de tact, a compris le message. Alors qu'elle s'apprêtait à sortir, elle a ajouté : « Je vais résoudre ça. Ne vous inquiétez pas, docteur. »

Je n'étais pas inquiet du tout. Et j'étais ravi que le problème ait pu être résolu si facilement—et de façon aussi silencieuse !

Arrêtez-vous et laissez passer le « trio tabou »

Il y trois ans, lors d'une conférence médicale à Miami, j'étais sorti prendre un verre avec un groupe de chirurgiens. La plupart d'entre eux étaient de simples connaissances, et non des amis.

À un moment durant la soirée, le sujet de la présidence américaine et des deux principaux partis en lice a été abordé. Vous pouvez imaginer le déluge d'opinions opposées qui s'est déversé. Il y avait des partisans et des détracteurs des deux camps, l'alcool venant alimenter cette discussion enflammée. J'avais la sensation de me précipiter tout droit vers un piège : *tout ce que vous direz pourrait être utilisé contre vous !*

La même chose aurait pu se produire si nous avions discuté d'un sujet controversé, comme le réchauffement climatique, la religion, l'égalité des sexes, l'avortement, l'immigration ou les stéréotypes raciaux. Ce sont des sujets intéressants à aborder en famille ou entre amis proches, mais qui entraînent des controverses stériles lorsque vous discutez avec des gens que vous connaissez à peine.

Donc, lorsque vous vous trouvez parmi des étrangers et qu'une discussion porte sur l'un des trois « sujets sensibles et intouchables » :

Le « trio tabou »—*sexe, religion et politique.*

Lors de telles confrontations : *Écoutez seulement—ne parlez pas.*

Ne rien dire est souvent votre meilleure stratégie. Le silence est de loin préférable aux alternatives—disputes, attaques et défense. Au lieu de vous laisser gagner par le stress dans une situation sans issue, vous pouvez rester tranquillement à l'écart, vous détendre et prendre note de ce que les autres disent.

Il y a du pouvoir… à ne rien dire !

RÈGLE 12

dans une coquille de perle

Quand vous ne savez pas quoi dire… ne dites rien !

Le silence est souvent votre meilleure réponse

- *Le silence est gênant*
- Si vous avez du mal à répondre, *plongez-vous dans le silence*
- *Vous ne devez aucune réponse à qui que ce soit*
- Si on vous presse, dites : *"Je vais y réfléchir."*
- *Si vous n'avez pas envie de sourire, ne le faites pas*
- Et laissez passer le trio tabou : *sexe, religion et politique*
- *Il y a du pouvoir… à ne rien dire*

RÈGLE UNIVERSELLE

13

NE JOUEZ PAS AVEC CE QUE VOUS NE POUVEZ PAS VOUS PERMETTRE DE PERDRE

La chance est capricieuse

Le phénomène du « tout ou rien »

Bruno est un employé de bureau vivant avec un budget mensuel serré de 3 000 $.

Le premier jour du mois, dans l'impossibilité de régler toutes ses factures, il décide de se rendre dans un casino local. Se pensant joueur habile, il estime qu'il a de bonnes chances de doubler ou tripler sa mise. Et s'il gagne, tous ses problèmes seront résolus. Enthousiaste et plein d'espoir, il mise tout son argent—les 3 000 $.

Qu'il perde son argent ou qu'il double sa mise, j'ai une question pour vous : que pensez-vous de la stratégie de Bruno ? Vous estimez probablement qu'il est fou. Il est vrai que s'il gagne, il gagnera gros. Mais s'il perd, il perdra tout, et il n'y aura pas de retour en arrière possible. C'est une approche « tout ou rien »—un pari bien trop risqué.

Pourtant, n'avons-nous pas tous compté sur la chance de manière imprudente à un moment ou à un autre, ou pris un risque inconsidéré pour une récompense potentielle irrésistible ? Nous espérons que, contre toute attente, la chance jouera en notre faveur, même si cela est très improbable. Lorsque nous poursuivons désespérément un but, que nous courons après un gain alléchant ou que la perspective d'une expérience séduisante nous hypnotise, nous pouvons être très tentés de prendre de gros risques, qui produiront des résultats catastrophiques si nous perdons. Pourtant, nous les prenons malgré tout.

Je ne reviendrai plus, mais s'il vous plaît, rappelez-moi

Voici une histoire plus fréquente qu'il n'y paraît.

Sara, une employée respectée travaillant dans une société prospère de Wall Street, trouve que sa rémunération n'est pas à la hauteur de ses talents, et demande une augmentation significative à son patron. Ce dernier lui suggère poliment d'être patiente en lui promettant que la société prendra sa requête en considération l'année suivante.

Cependant, dans un élan de défi, se croyant irremplaçable, Sara donne sa démission, convaincue que la société, affolée, s'empressera de la rappeler en se pliant à ses exigences.

Malheureusement pour elle, cet appel ne viendra jamais. Désemparée, elle contacte l'entreprise pour annoncer qu'elle a changé d'avis. Mais l'entreprise, elle, ne changera pas d'avis !

Ceci est une parfaite illustration de l'adage « ne brûlez pas les ponts derrière vous ». C'est exactement ce que Sara a fait. Elle a brûlé le pont qui était le plus important pour elle. Au lieu de faire preuve de souplesse et de patience, elle s'est montrée irrationnelle et arrogante, le tout à son détriment. Malheureusement, Sara a perdu son emploi lucratif.

Elle a simplement joué avec quelque chose qu'elle ne pouvait pas se permettre de perdre.

Je t'aime, et j'aime les autres

Voici une autre histoire qui n'est pas si rare non plus.

Arthur, un homme d'affaires qui a un bon travail, une épouse aimante et deux jeunes enfants, semble mener une vie parfaite. Il devrait être satisfait, n'est-ce pas ?

Eh bien, pas exactement, selon lui. Lors de ses déplacements professionnels, il a souvent l'opportunité de rencontrer des femmes attirantes, et il lui arrive parfois de tromper sa femme. Avec le temps, ces aventures se font plus fréquentes.

Comme il s'en est bien tiré lors de ses premiers exploits, il se sent tout à fait confiant pour poursuivre ses infidélités. Plus il s'y adonne, plus il s'enhardit. Comme l'a fait observer le joueur de poker professionnel Terrence 'VP Pappy' Murphy : « Un joueur ne fait jamais la même erreur deux fois. Généralement, il la fait trois fois ou plus ! »

Malheureusement pour Arthur, l'une de ses petites amies régulières trouve son numéro de téléphone et commence à le harceler. Pire, elle intente une action en reconnaissance de paternité contre lui, prétendant être enceinte de lui.

Ce qui avait commencé comme un simple divertissement s'est transformé en un désastre total. Comme on pouvait s'y attendre, l'épouse d'Arthur eut vent de l'affaire. À ce stade, il était beaucoup trop tard pour espérer réparer la situation. Toutes ses excuses n'y suffirent pas, et cela mit fin à son mariage.

Tout cela parce qu'Arthur a joué avec quelque chose qu'il ne pouvait pas se permettre de perdre.

Le phénomène du « trop intelligent »

Les mésaventures d'Arthur et de Sara sont semblables à des milliers d'autres. Les gens obéissent à leurs impulsions et jouent avec des relations, un emploi ou des possessions qu'ils ne peuvent pas se permettre de perdre.

Pourquoi ? Parce qu'ils pensent qu'ils sont *assez intelligents pour gagner et assez rusés pour ne pas perdre.*

Malheureusement, comme la noté l'auteur Brandon Mull : « La chance a tendance à s'évaporer quand on s'appuie dessus ! »

Quand vous lancez les dés :

Vous ne savez jamais quand vous obtiendrez…
la *combinaison de chiffres* à laquelle vous vous attendez le moins !
Et si la chance tourne contre vous—vous perdez et vous êtes perdu !

Être ou ne pas être… joueur

Peu après notre mariage, Stéphanie et moi nous sommes mis en quête d'une nouvelle maison.

Notre rêve était de pouvoir un jour en bâtir une au bord de l'eau. Mais comme vous pouvez l'imaginer, les terrains vacants, à la fois en bord de rive et proches du centre de Montréal, étaient très chers. Refusant de renoncer à notre rêve, nous avons poursuivi nos recherches.

Nous avons finalement trouvé une vaste et magnifique parcelle de deux mille mètres carrés qui venait d'être mise en vente. C'était une occasion rare. Le terrain était impressionnant, mais son prix l'était encore plus ! J'ai donc informé l'agent immobilier que, même si ce terrain me plaisait beaucoup, il était au-dessus de mes moyens.

Cependant, parfois dans la vie, certains d'entre nous ont un coup de chance. Et notre tour venait d'arriver.

Contre toute attente, le marché de l'immobilier est entré en récession. Le précieux terrain a commencé à perdre de sa valeur. Lorsque l'agent immobilier nous a rappelés, son prix avait déjà baissé de 20 %.

Comme je n'avais pas grand-chose à perdre, j'ai décidé de tenter ma chance, et j'ai simplement patienté en suivant attentivement l'évolution du marché. Je savais que les prix pouvaient fluctuer, mais je savais également que j'aurais toujours le temps de m'adapter.

Le prix a continué de baisser, et j'ai continué d'attendre. Finalement, quand j'ai senti que le marché allait faire volte-face, je me suis lancé et j'ai acheté le terrain à 40 % de son prix initial.

Mon risque était acceptable. J'ai pris le pari parce que je pouvais me permettre de perdre.

Voici maintenant une autre de mes histoires.

L'immeuble prestigieux qui héberge ma clinique est un édifice typique de l'époque moderne, conçu par l'architecte de renom Ludwig Mies van der Rohe. Ma clinique, qui occupe la moitié d'un étage élevé, offre une vue magnifique sur Montréal. J'ai également accès à une aire de stationnement intérieure, et j'ai une table réservée dans un charmant restaurant, le *Tavern on the Square,* situé dans l'immeuble. Bref, cet emplacement est idéal à tous les égards.

Une année, au moment de renouveler mon bail, le propriétaire m'a fait une offre qui m'a semblé satisfaisante. Mais en suivant ma Règle 2—*Demandez une fois ce que vous voulez*—j'ai demandé une meilleure offre !

La réponse du propriétaire a été négative. De plus, son gérant d'immeuble m'a informé que, si le bail n'était pas signé avant la fin de la semaine, le propriétaire n'honorerait pas l'offre et que mon local serait mis en location sur le marché.

J'avais une décision majeure à prendre. Devais-je prendre le risque d'insister pour obtenir une meilleure offre ? Je savais qu'il serait difficile de trouver un autre local aussi vaste et présentant des commodités similaires. Par contre, j'avais l'impression que le propriétaire et son gestionnaire étaient probablement en train de bluffer.

Cependant, bluff ou pas, la question cruciale pour moi était la suivante : pouvais-je risquer de perdre cet emplacement ? Je savais que je n'aurais pas suffisamment de temps pour en trouver un autre, encore moins pour reconstruire entièrement ma salle d'opération et déménager tout l'équipement et le mobilier, avant que le propriétaire ne m'oblige à évacuer les lieux s'il trouvait un autre locataire.

Je ne pouvais pas prendre ce risque ; je ne pouvais pas jouer avec ce que je ne pouvais pas me permettre de perdre.

J'ai donc signé le bail !

La formule secrète du casino

Les gérants de casinos savent que leur fortune repose sur ce secret : plus les joueurs gagnent, plus ils font confiance à la chance, et plus ils continuent de jouer—jusqu'au moment où ils perdent tout.

> **Ne jouez jamais avec un bien**
> ***que vous ne pouvez pas vous permettre de perdre.***

Que votre risque porte sur l'argent, votre emploi, une relation ou votre santé, n'obéissez pas à vos impulsions et ne surestimez pas vos capacités.

Quand les enjeux sont élevés, ne vous fiez pas à la chance.

> **Ne mettez pas le pied dans le… casino de la vie.**

Tôt ou tard, la chance vous abandonnera.

Et tôt ou tard, les dés afficheront les chiffres les plus inattendus… et la foudre frappera.

Dans le casino de la vie, comme dans le casino local :

> **La maison gagne toujours—pas vous !**

Pari inabordable, contrecoup indécent

Vous souvenez-vous du film *Proposition indécente,* dans lequel jouaient Demi Moore, Woody Harrelson et Robert Redford ?

Moore, mariée à Harrelson, est parfaitement heureuse en ménage, mais le couple a besoin d'argent. Ils se rendent donc dans un casino dans l'espoir d'un revirement de situation. Et c'est là qu'un milliardaire, incarné par Redford, entre en scène et propose au couple 1 million de dollars si Moore passe une seule nuit avec lui.

Le couple risque le tout pour le tout. Ils s'imaginent qu'une nuit d'infidélité sera une bagatelle éphémère qui n'affectera en rien leur mariage, tandis que l'argent leur assurera une fortune durable.

Malheureusement pour eux, ils ne connaissaient pas cette célèbre citation : « La vie est comme un jeu de hasard. Parfois, on gagne ; parfois, on perd. Mais quelles que soient les cartes que vous jouez dans la vie, que ce soit le trèfle, le pique ou le carreau, rappelez-vous toujours de ne jamais jouer avec le cœur ! »

Ils ont joué avec le cœur. Ils auraient dû savoir qu'un mariage heureux est un bien précieux qu'ils ne pouvaient pas se permettre de perdre. Mais ils sont quand même allés de l'avant et l'ont mis en jeu.

Et le résultat a été la désintégration de leur mariage—et de leur dignité.

RÈGLE 13

dans une coquille de perle

Ne jouez pas avec ce que vous ne pouvez pas vous permettre de perdre

La chance est capricieuse

- *Ne vous fiez pas à la chance ou à votre intelligence*
  Ne jouez jamais avec un bien crucial pour vous
- Dans le casino de la vie, comme dans le casino local :
  La maison gagne toujours—pas vous !
- *Avec les jeux de hasard, tôt ou tard, la foudre frappera !*
  Les dés afficheront *les chiffres les plus inattendus,* et alors… vous perdez et vous êtes perdu !

RÈGLE UNIVERSELLE

14

CE SENTIMENT INTÉRIEUR D'ANGOISSE SIGNIFIE—ARRÊTEZ

Ce système d'alarme interne vieux de quatre millions d'années

Quand vous angoissez, réfléchissez

Vous êtes-vous déjà trouvé dans une situation qui a déclenché en vous un malaise immédiat ? Comme une sorte de nœud à l'estomac ? Ou un sentiment de tourment interne ? Et où vous saviez intuitivement que quelque chose n'allait pas ?

Nous naissons tous équipés d'un mécanisme instinctif interne, vieux de quatre millions d'années. Il s'agit d'un dispositif sensoriel inné qui nous prévient comme par magie des menaces invisibles. Ce mécanisme nous a été légué par nos ancêtres, qui n'ont cessé d'accumuler des expériences en affrontant toutes sortes de dangers.

Cet instinct est comme une sorte de petite antenne implantée au plus profond de notre psyché, dormante mais toujours prête à entrer en action et à nous avertir en cas de danger. C'est une bénédiction.

Nous voici au vingt-et-unième siècle, et elle est toujours là, plus précieuse que jamais.

Et ce système d'alarme continue de se perfectionner au travers de nos expériences individuelles passées et présentes, ainsi que par les connaissances que nous accumulons tout au long de notre vie.

Ainsi, chaque fois que vous éprouvez cette sensation désagréable dans l'estomac, rappelez-vous que c'est de cette façon que la nature vous avertit qu'un danger vous guette. Et le plus souvent, cet instinct ne vous trompe pas.

Quand vous sentez que quelque chose ne va pas, prêtez une attention toute particulière à votre intuition. Faites-lui confiance.

Par exemple, si vous vous apprêtez à prendre une importante décision concernant un partenaire potentiel, un rendez-vous galant, un membre de votre famille ou même votre conjoint, soyez à l'affût de ce sentiment d'angoisse qui vous signale que quelque chose ne va pas.

Il vous dit :

Arrêtez—immédiatement.

Vous devez absolument l'écouter et passer en mode pause. Il est temps de vous demander pourquoi vous vous sentez ainsi.

Autrement dit :

Quand vous commencez à angoisser…
commencez à réfléchir !

Quand le chaud devient tiède, il y a anguille sous roche

Joe, PDG d'une entreprise canadienne, que j'avais rencontré lors d'une croisière en Amérique du Sud et avec qui je m'étais lié d'amitié, avait permis à son entreprise d'augmenter ses profits de plus de 200 % en seulement quatre ans.

Il avait des raisons de se réjouir.

Le problème, cependant, était qu'il travaillait pour une entreprise familiale—sans être membre de la famille. Les propriétaires, des Français, se montraient chaleureux envers lui, et il se croyait raisonnablement en sécurité vis-à-vis de son travail. Mais il sentait toujours comme une menace planer au-dessus de lui, la crainte qu'un jeune ambitieux faisant partie de la famille cherche à prendre sa place.

Joe m'a raconté qu'un jour, lors de la réunion annuelle du conseil d'administration, il s'était avancé vers son siège habituel pour s'assoir à la table. Les personnes présentes consultaient leur agenda, comme d'habitude. Tous les membres du conseil d'administration affichaient une expression neutre. Rien ne laissait présager un quelconque problème.

Mais Joe a eu soudain un mauvais pressentiment. Dès la seconde où il est entré dans la pièce, il a senti que quelque chose n'allait pas. Il a eu cette sensation intérieure d'inquiétude. Il s'est senti perturbé et mal à l'aise, craignant que son emploi soit menacé. Il s'est demandé si le conseil d'administration prévoyait de le remplacer par un membre de la famille. Bien qu'il se soit mis à transpirer un peu, il n'en a rien montré.

Il s'est assis et a sorti calmement ses notes pour commencer la réunion, mais les pensées se bousculaient dans sa tête. Il a immédiatement imaginé une stratégie dilatoire. Il a introduit certains détails dans son rapport qui ont compliqué la vue d'ensemble et ont quelque peu désarçonné les membres du conseil, qui ont finalement maintenu le *statu quo*. Il pensait avoir écarté la menace du licenciement, mais il sentait qu'il s'en était fallu de peu.

Joe s'est mis immédiatement à chercher un nouvel emploi, tout en surveillant attentivement la situation sur son lieu de travail. L'accueil tiède que lui réservaient dernièrement les propriétaires de l'entreprise confirmait ses soupçons.

Un mois plus tard, il a reçu une offre intéressante d'une société américaine. Avant de l'accepter, il s'est dit que la moindre des choses serait d'en parler à son employeur actuel. Il a prétexté que sa femme, infirmière, avait reçu une proposition d'emploi aux États-Unis et qu'il envisageait de la suivre pendant un an ou deux. Le propriétaire a semblé soulagé de l'entendre et a encouragé Joe à rejoindre sa femme et à partir dès qu'il le souhaitait.

Joe m'a dit qu'il avait accepté immédiatement la nouvelle offre et a remercié sa bonne étoile—ainsi que son instinct. Puis il a ajouté en souriant : « Nabil, il est toujours plus facile de trouver du travail quand on a déjà un emploi que quand on n'en a pas ! »

Trahison espagnole

Il y a environ quatre ans, Beatrice, l'une des assistantes de ma clinique, a décidé de passer ses trois semaines de vacances d'été en Europe. Sa famille était d'origine française, et elle souhaitait rendre visite à ses parents qui vivaient en France.

Beatrice, jeune femme brillante approchant la trentaine, travaillait chez moi depuis deux ans. Elle était calme et agréable. Elle était également extrêmement intelligente et pleine de ressources, ce qui m'avait amené à lui accorder une augmentation de salaire au cours de ses six premiers mois à la clinique.

La veille de ses vacances, Beatrice est venue me dire au revoir. Je lui ai souhaité un bon voyage et un agréable séjour en France. Mais, alors qu'elle quittait mon bureau, j'ai éprouvé un sentiment désagréable, un malaise troublant. Quelque chose n'allait pas. J'avais ce sentiment intérieur d'angoisse.

Le lendemain matin, j'ai fait part de mes doutes à Nirvana, la chef de bureau. Elle a balayé mes inquiétudes d'un revers de la main et m'a rassuré en disant que Beatrice adorait son travail et qu'elle reviendrait. « Pourquoi quitterait-elle un si bon poste pour aller en chercher un autre qui ne sera pas facile à trouver ? », a-t-elle fait remarquer. J'étais d'accord avec son raisonnement. Sachant à quel point Nirvana était perspicace, je me suis convaincu que ce que je ressentais ne reposait sur aucun fondement factuel et que je devais oublier mes craintes.

Mais ce sentiment tenace et déstabilisant ne voulait pas lâcher prise. Deux jours plus tard, j'ai relancé la discussion avec Nirvana. Cette fois, je lui ai demandé de commencer à chercher une nouvelle assistante, ajoutant que si Beatrice revenait, nous pourrions toujours annuler nos recherches. Nirvana estimait que c'était une perte de temps, mais a fait ce que je lui demandais et a commencé à chercher une remplaçante. Elle a fini par trouver deux candidates potentiellement intéressantes.

La veille du jour où Beatrice était censée revenir, j'ai de nouveau discuté de la situation avec Nirvana. Je lui ai dit que j'avais probablement exagéré mes ressentis et que Beatrice allait vraisemblablement revenir. Elle m'a assuré qu'elle reviendrait.

Le lendemain matin à huit heures, Beatrice ne s'est pas présentée au travail comme d'habitude. Et à la fin de la journée, comme elle ne répondait ni à nos appels ni à nos e-mails, nous en avons conclu, Nirvana et moi, qu'elle ne reviendrait plus. Plus tard, nous avons appris qu'elle avait prévu de trouver un emploi en Espagne et de continuer à y travailler par la suite.

Heureusement, l'une des deux candidates que nous avions déjà reçues en entretien semblait prometteuse, et nous l'avons engagée. Cette nouvelle recrue s'est avérée excellente et travaille toujours à la clinique.

Je me suis toujours demandé pourquoi j'avais eu ce pressentiment, qui n'avait aucun sens sur le moment, mais qui s'est avéré justifié. Était-ce à cause du regard de Beatrice ? Du ton de sa voix ? Ou de son langage corporel ? Je n'en ai aucune idée. Mais quelque chose a déclenché mon système d'alarme interne. Et grâce à cet instinct, j'ai réussi à éviter une crise au sein de mon personnel.

Encore à ce jour, Nirvana, qui est elle-même très perspicace, croit que j'ai une super intuition !

RÈGLE 14

dans une coquille de perle

Ce sentiment intérieur d'angoisse signifie—ARRÊTEZ

Ce système d'alarme interne
vieux de quatre millions d'années

- Quand vous ressentez *un noeud à l'estomac*, cela veut dire : *ARRÊTEZ*—et guettez les problèmes potentiels
- Vous devez *vous demander* pourquoi vous ressentez cela : Quand vous commencez à *angoisser*… commencez *à réfléchir !*

RÈGLE UNIVERSELLE

15

CRÉEZ DES HABITUDES INTELLIGENTES QUI VOUS SIMPLIFIENT LA VIE

La magie de la vie automatisée

Une habitude durable est une réussite durable

« Nous sommes ce que nous faisons de manière répétée. L'excellence n'est donc pas un acte, mais une habitude », écrivit Aristote dans son ouvrage *Éthique à Nicomaque,* selon l'interprétation de Will Durant.

En effet, tous les individus très performants, qu'ils soient entrepreneurs, universitaires, écrivains ou scientifiques, ont un point commun intrigant : *un modèle d'habitudes—une routine spécifique qu'ils répètent quotidiennement.* Ces rituels réitérés, dont certains peuvent passer pour de l'excentricité, semblent bien être la clé d'une productivité à la fois durable et supérieure.

Léon Tolstoï, l'écrivain russe, dit : « Je dois écrire chaque jour sans faute, afin de ne pas sortir de ma routine. »

Ludwig van Beethoven, le célèbre compositeur, se levait à l'aube et prenait uniquement du café au petit déjeuner, mais il veillait scrupuleusement à ce que chaque tasse contienne soixante grains (un coup de fouet caféiné plutôt risqué !). Avant le déjeuner, il avait déjà consacré plusieurs heures à composer de la musique.

Haruki Murakami, le romancier japonais, a déclaré : « La répétition elle-même devient la chose importante. Je me lève à 4 h du matin et je travaille pendant cinq ou six heures. L'après-midi, je cours sur une distance de dix kilomètres. »

Kurt Vonnegut, l'auteur américain, se levait à 5 h 30 et se contraignait de manière obsessionnelle à faire des tractions et des abdominaux toute la journée.

W. H. Auden, le poète américain, avait une routine chronométrée à la minute près : les repas, les séances d'écriture, les loisirs, les courses et même la distribution du courrier, tout était minuté.

Ingmar Bergman, le réalisateur suédois, travaillait huit heures par jour—un labeur acharné qui ne produisait souvent que trois minutes de film.

Benjamin Franklin, l'un des pères fondateurs des États-Unis, prenait ce qu'on appelle des *bains d'air* chaque matin, c'est-à-dire qu'il s'asseyait tout nu devant la fenêtre du premier étage grand ouverte ! Il était convaincu que cet étrange rituel était essentiel à sa créativité.

Et puis il y a le cas Darwin.

Charles Darwin, le génie à l'origine de la théorie de l'évolution et l'un des plus grands esprits créatifs de notre histoire, avait instauré la routine la plus équilibrée, la plus variée et, surtout, la plus agréable et amusante de toutes les habitudes quotidiennes.

Il commençait la matinée par une courte promenade. Puis, à 8 h, il s'installait à son bureau pour une séance de travail de quatre-vingt-dix minutes.

Ensuite, il s'octroyait une nouvelle pause. Allongé sur le canapé, il écoutait son épouse, Emma, lui lire son courrier à voix haute, puis des extraits d'un roman. À 10 h 30, il était temps pour Darwin de retrouver son bureau et de reprendre son travail jusqu'à midi.

Après le déjeuner, il répondait à son courrier jusqu'à environ 15 h. Ensuite, il était temps pour lui de s'offrir un autre moment de détente : fumer une cigarette, allongé sur son canapé, tandis qu'Emma reprenait la lecture du roman. Cette pause était suivie d'une demi-heure de relaxation dans son salon, puis il fumait une autre cigarette en profitant d'une autre agréable séance de lecture.

Après avoir dîné en famille, il faisait une partie de backgammon puis s'adonnait de nouveau au plaisir de la lecture. Ensuite, avant de se coucher, Darwin s'allongeait de nouveau sur son canapé et écoutait Emma—jouer du piano, cette fois.

L'une des clés de la productivité de Darwin, c'est qu'il ponctuait ses journées d'activités récréatives intermittentes. Même s'il ne travaillait de manière intensive que trois heures par jour, il a réussi à produire certaines des contributions scientifiques les plus importantes au monde.

Déterminer sur quel siège s'asseoir

Parmi les obligations liées à mon poste de professeur universitaire, je dois participer à une réunion scientifique hebdomadaire appelée *« grand rounds »*, au cours de laquelle des enseignants et des internes en chirurgie se réunissent pour présenter, analyser et échanger des points de vue sur des cas difficiles.

Lors de l'une de ces réunions, en entrant dans l'auditorium universitaire de trois cents places, je me suis dirigé directement vers mon siège habituel, situé tout à fait à droite sur la deuxième rangée.

À ce moment précis, j'ai eu une révélation : j'avais inconsciemment choisi le même siège, semaine après semaine. « Pourquoi ? », me suis-je demandé. Suis-je en quelque sorte programmé pour être attiré par ce siège ?

En regardant autour de moi, j'ai réalisé que chacun des quarante participants, qu'il soit professeur ou étudiant diplômé, était pareillement assis à sa place habituelle, malgré le grand nombre de sièges libres dans l'auditorium.

De toute évidence, nous partagions tous cette prédisposition à nous assoir à un endroit familier auquel nous nous étions habitués. Sans y penser, nous en avions fait une habitude qui nous mettait en quelque sorte à l'aise, et nous apportait un sentiment de familiarité.

Ce même phénomène se retrouve dans d'autres aspects de notre vie : nous choisissons, encore et encore, la même place de parking dans un centre commercial, la même place à table et le même côté du lit.

Nous sommes des créatures d'habitudes.

Pourquoi une habitude devient-elle une habitude ?

Que sont réellement les habitudes ?

Les habitudes sont des actions automatiques répétitives qui nous sont à la fois agréables et rassurantes.

Mais pourquoi est-ce ainsi ? La réponse est surprenante :

Les habitudes nous permettent de faire des choses—sans réfléchir !

Les habitudes nous permettent de gagner du temps et de nous épargner du stress en réduisant le nombre de décisions à prendre. Nous faisons des centaines de choses par habitude chaque jour, du moment du réveil jusqu'à l'heure du coucher. Et ces habitudes nous aident à vivre notre quotidien d'une façon plus simple et efficace.

Une histoire d'amour avec notre cerveau

Mais pourquoi les habitudes sont-elles si addictives ?

L'avantage des habitudes, c'est que nous n'avons plus à y penser une fois qu'elles sont enracinées dans notre routine quotidienne. Lorsque nous prenons une habitude, nous suivons constamment la même ligne de conduite. Nous ne l'analysons pas consciemment. La décision fastidieuse concernant un choix d'actions a déjà été prise, et il n'est donc pas nécessaire de la prendre à nouveau.

Autrement dit :

Les habitudes nous épargnent l'effort mental— de réfléchir et de prendre des décisions.

C'est une bonne nouvelle pour notre cerveau. Après tout, il est suffisamment occupé— travaillant sans relâche, constamment en service, analysant et faisant des choix en permanence. Il a droit à une pause de temps à autre.

Les habitudes lui permettent d'éteindre l'interrupteur de la pensée active et de passer, de temps à autre, en mode passif. Chaque fois que nous faisons quelque chose sans y réfléchir, comme regarder un film, nous promener ou agir de façon automatique, notre cerveau peut se détendre.

Les habitudes sont addictives pour notre cerveau, car elles n'exigent… aucun effort !

Et c'est pourquoi notre cerveau adore nos habitudes.

L'histoire du « Un clou dedans, un clou dehors »

Bien entendu, toutes les habitudes ne se valent pas. Et elles ne sont pas toutes bonnes pour nous.

Trop manger, trop boire, trop dépenser, fumer, parier de l'argent, passer trop de temps devant la télévision, ou encore envoyer des textos au volant : autant d'habitudes néfastes, qui parfois même mettent notre vie en danger. Même si elles nous procurent temporairement du plaisir, du réconfort ou un sentiment de bien-être, ce sont là des habitudes nocives.

Il y a ensuite les manies inoffensives, mais qui peuvent néanmoins s'avérer irritantes pour les autres, comme consulter son téléphone pendant qu'une personne vous parle, se racler constamment la gorge, mâcher bruyamment, renifler, agiter nerveusement les jambes, parler fort dans une salle de cinéma, se ronger les ongles ou proférer des injures, pour n'en citer que quelques-unes.

Existe-t-il un moyen de transformer ces manies peu enviables en bonnes habitudes ?

C'est un vœu pieux de penser que l'on peut se défaire d'une mauvaise habitude par la seule force de la volonté. Cela ne fonctionnera pas. *Il s'agit d'un mauvais accord que le cerveau ne peut accepter.*

Cela tient au fait que notre cerveau préfère :

Une action accomplie *sans effort*—une source de plaisir attrayante, plutôt qu'une action *consciente*—une demande d'effort peu attrayante.

En conséquence, la seule façon de mettre fin à une habitude nocive est de la remplacer par une habitude de nature bénéfique.

Seule une bonne habitude accomplie *sans effort* peut supplanter une mauvaise habitude accomplie *sans effort.*

Comme le philosophe néerlandais Érasme le formula : « Un clou est chassé par un autre clou ; une habitude est chassée par une autre habitude. »

Les Trois Mousquetaires des habitudes intelligentes

Comment acquérir, renforcer et entretenir de nouvelles, saines habitudes ?

Essayez l'approche suivante en trois étapes.

- *Proposez une offre séduisante à votre cerveau*

  Pour qu'une habitude dure dans le temps, elle doit être raisonnablement attrayante pour votre cerveau.

  Votre cerveau rejettera rapidement toute mauvaise offre. Il n'acceptera pas de renoncer à une habitude agréable, comme boire quelques bières et manger des chips chaque soir en écoutant les infos, pour une expérience désagréable, comme devoir résister à la tentation et boire de l'eau en croquant des bâtons de céleri.

Cependant, votre cerveau sera généralement disposé à accepter un bon compromis : de la bière sans alcool ou de l'eau pétillante au citron, et des fruits accompagnés de craquelins peu caloriques feront peut-être l'affaire. Dans ce cas, votre cerveau sera au moins partiellement satisfait. Et votre tour de taille vous en remerciera.

Ainsi, sous certaines conditions, votre cerveau acceptera de perdre certaines de ses indulgences habituelles au profit d'une autre routine qui lui apportera moins de satisfaction, mais suffisamment tout de même.

- *Répétez la nouvelle habitude*

La répétition fonctionne, la répétition fonctionne !

Comme toute chose dans la vie, qu'il s'agisse d'apprendre un pas de danse, un logiciel informatique ou à jouer d'un instrument de musique, faire une chose de manière répétitive permet d'acquérir la maîtrise et les automatismes souhaités.

Ce même principe s'applique à toute nouvelle habitude.

Si vous arrivez à répéter une tâche quotidiennement pendant un mois entier, et si vous avez établi une routine de substitution raisonnable que votre cerveau peut accepter, ou du moins tolérer, alors le nouveau comportement détrônera l'ancien et finira par devenir une nouvelle habitude n'exigeant aucun effort.

Autrement dit, la mise en pratique d'habitudes intelligentes vise essentiellement à effectuer des tâches difficiles de façon automatique, grâce à la répétition.

Le but est *l'automatisme*—mais le mécanisme est la *répétition.*

- *Impliquez une autre personne dans votre nouvelle habitude*

Une bonne stratégie pour vaincre les mauvaises habitudes consiste à recourir au système de jumelage « *buddy system* » : faire appel à une personne qui vous soutiendra dans vos efforts.

L'idée est de demander à une personne de faire partie de votre nouvelle routine. Votre ami, votre conjoint ou votre collègue sera là pour vous encourager et vous responsabiliser si vous êtes tenté d'abandonner.

Pour résumer :

Votre ami prend l'habitude… de faire partie de votre habitude !

Cela vous fournira un système de soutien qui vous aidera à maintenir plus facilement votre nouvelle bonne habitude.

La perte de Norma est son gain

Norma est une chef de bureau de cinquante-huit ans, qui auparavant était fière de son apparence.

Cependant, l'image positive qu'elle avait d'elle-même est devenue négative lorsqu'elle a commencé à manger trop et à prendre du poids, suite à la rupture d'une relation de longue date. Se sentant triste et seule, elle ne prenait plus la peine de faire de l'exercice et s'était mise à consommer des glaces et des aliments riches en glucides pour se réconforter. Il n'a pas fallu longtemps pour qu'elle ait du mal à enfiler ses vêtements. C'est alors qu'elle a commencé sérieusement à s'inquiéter.

Après avoir lu deux livres sur les régimes, et parcouru sur internet de nombreux articles sur le sujet, elle a essayé différents régimes draconiens.

Dans un premier temps, elle a décidé de supprimer totalement le pain et les pommes de terre. La première semaine fut un supplice, et ses fringales la rendaient folle. Le dixième jour, elle s'est remise à manger du pain.

La semaine suivante, dans un effort renouvelé, elle a supprimé tous les desserts. Mais cette résolution, comme la précédente, s'est rapidement évaporée.

Par la suite, elle a suivi un régime rigoureux, basé sur des instructions précises pour déterminer ce qu'il faut manger et en quelle quantité. Mais très vite, elle en a eu assez de compter les calories et de mesurer de petites portions de nourriture qui ne la rassasiaient pas.

Elle entendit alors parler d'un système miraculeux, basé sur des repas tout préparés. Cela ne demandait aucun effort, et constituait donc une habitude facile à adopter. Il lui suffisait d'acheter les petits déjeuners, les déjeuners et les dîners déjà prêts. Cela fonctionna étonnamment bien pendant un mois. Cependant, elle a fini par se lasser des choix de menus, et elle est devenue de moins en moins enthousiaste à l'idée de commander ses repas.

À ce stade, elle a réalisé qu'elle devait changer d'approche. Elle a décidé de réduire ses objectifs de perte de poids impossibles à atteindre. *Au lieu de cela, elle s'efforcerait d'obtenir moins afin d'obtenir au moins quelque chose.* Ainsi, elle s'est donnée pour objectif de perdre cinq kilos au lieu de vingt.

Au lieu d'éliminer tous les desserts, elle a opté pour des gâteaux allégés, des yaourts, des fruits ou des noix grillées. Même si ces aliments n'étaient pas aussi satisfaisants qu'un sundae chocolat-caramel chaud au brownie, ils soulageaient ses envies. Norma avait toujours envie de desserts gourmands hyper sucrés, mais bien moins que lors de ses tentatives draconiennes précédentes de tout ou rien, qui étaient vouées à l'échec. Et elle était ravie d'être capable de se passer de temps à autre de dessert sans trop en souffrir.

Norma s'est donc efforcée de s'en tenir consciencieusement à ce régime pendant quelques semaines. Et elle a demandé à sa meilleure amie de l'encourager à renoncer au dessert lorsqu'elles mangeaient à l'extérieur. Finalement, c'est devenu une habitude—un comportement répétitif ne nécessitant aucun effort. Elle a très vite constaté une légère amélioration au niveau de son poids.

Elle a alors décidé d'aller un peu plus loin et de s'attaquer au reste de son régime alimentaire. Elle a passé un accord avec un supermarché local pour se faire livrer à domicile une fois par semaine. Elle s'efforçait de commander des aliments sains, non transformés, frais et surtout biologiques, comme du poisson, des noix, des légumes, des fruits, de l'huile d'olive et des œufs. Elle se disait qu'en impliquant le supermarché dans ses habitudes, elle risquerait beaucoup moins d'aller acheter des aliments malsains ou transformés. Elle s'épargnerait également la tentation de choisir des produits mauvais pour la santé en faisant elle-même ses courses.

En même temps, Norma a commencé à faire de l'exercice dans une salle de sport, un soir sur deux après le travail. Mais cela n'a pas duré longtemps. On peut comprendre qu'après une longue journée de travail, il lui était difficile de trouver l'énergie pour faire vingt minutes de route jusqu'à la salle de gym, puis de passer une heure à transpirer.

Norma a de nouveau décidé de revoir ses prétentions à la baisse et d'adopter un programme d'exercices plus modéré. Elle a contacté l'un des entraîneurs de la salle de sport et s'est entendue avec lui pour qu'il l'entraîne pendant une demi-heure, deux fois par semaine. Elle l'a également informé que, si elle ratait une séance, elle le paierait quand même. Elle pensait que cela l'inciterait à ne manquer aucune séance afin de ne pas perdre d'argent. C'était une façon de se responsabiliser davantage. Par ailleurs, en impliquant un entraîneur dans sa nouvelle habitude, elle serait accompagnée d'une personne en mesure de la soutenir et de l'encourager.

Cependant, Norma détestait devoir se rendre à la salle de sport après une longue journée de travail. Autrement dit, son cerveau n'était toujours pas satisfait par cet accord, et ne pouvait s'en contenter. Norma en a donc conclu qu'elle devait assouplir encore un peu les conditions de cet accord pour que son cerveau l'accepte.

Après réflexion, elle a finalement eu l'idée de faire venir la salle de sport chez elle ! Elle en a discuté avec son entraîneur, qui a accepté de se rendre chez elle moyennant un tarif plus élevé. Cela convenait parfaitement à Norma. Elle a ensuite commandé différents poids, un banc d'entraînement et deux appareils de fitness sur internet, qu'elle a installés dans son sous-sol.

Cette nouvelle approche a fonctionné à merveille. Norma avait trouvé des solutions vraiment brillantes à un problème récurrent. Elle avait rempli les conditions des *Trois Mousquetaires* en modifiant ses habitudes en matière d'alimentation et d'exercice physique : *elle avait conclu un accord raisonnable avec son cerveau, répété ses nouvelles habitudes, et impliqué une autre personne dans son habitude afin de l'encourager.*

Ses nouvelles routines, son régime alimentaire et ses activités physiques étaient enfin acceptables pour son cerveau. En conséquence, elle a réussi à mettre fin à ses mauvaises habitudes alimentaires, à mincir et à retrouver l'estime d'elle-même.

L'histoire des « sutures trébuchantes »

Les liftings du visage figurent parmi les opérations que je pratique couramment.

Peu de temps après l'ouverture de ma clinique, Karen, cinquante-deux ans, mariée à un magnat de l'immobilier canadien, est venue me consulter pour un lifting du visage. J'ai utilisé avec elle une technique traditionnelle, modérément invasive. La convalescence s'est déroulée sans incident.

Patrick, son mari, qui avait la petite soixantaine, l'a accompagnée lors de sa visite de contrôle un mois plus tard. Il m'a dit qu'il était très satisfait du lifting de Karen et qu'il envisageait de se faire opérer lui aussi (ce qui arrive assez fréquemment après l'opération d'un conjoint). Il y avait cependant un problème : il n'était pas prêt à subir le même type de lifting du visage que sa femme. Il souhaitait une procédure moins invasive, mais pour un résultat tout aussi satisfaisant.

J'aurais pu lui proposer un lifting plus léger procurant un résultat plus modeste, mais ce n'est pas ce que recherchait Patrick. J'ai toujours considéré la chirurgie peu invasive comme l'un de mes plus grands objectifs ; j'étais donc très intrigué. Je me retrouvais face à un défi passionnant.

Quelques mois plus tard, après réflexion et des analyses approfondies, j'ai trouvé une solution innovante. Mon idée était de tirer les tissus du visage de manière plus efficace—en m'appuyant sur certains calculs—afin de compenser l'allègement de l'intervention. J'ai commencé à appliquer cette théorie à ma technique de lifting du visage, que j'ai appelée « Facelift Mobilité Optimale ». Finalement, je l'ai présentée à de nombreuses conférences et j'ai publié un article sur ce sujet dans une grande revue consacrée à la chirurgie plastique.

Cette technique offrait l'énorme avantage d'être très peu invasive (chirurgie réduite) tout en restant efficace. Mais, pour compenser l'allègement de l'intervention, cette approche nécessitait de réaliser des sutures spécialement conçues. Celles-ci devaient être appliquées aux muscles, sur des points prédéterminés et à des angles précis, tout en utilisant une force calibrée et soigneusement calculée.

Autrement dit, le lifting « Mobilité Optimale », bien que moins invasif et plus confortable pour le patient, présentait un inconvénient majeur pour le chirurgien : les points de suture étaient techniquement difficiles à réaliser — compliqués à ajuster, délicats à aligner, et nécessitant de respecter rigoureusement l'inclinaison correcte. En conséquence, les vingt et quelques points étaient très longs à réaliser, et ils devaient être souvent retirés et ré-exécutés s'ils n'étaient pas satisfaisants.

J'ai alors eu une idée, et décidé de transformer cette technique d'application de sutures en *une habitude*—une routine automatisée—en la pratiquant de manière répétée.

Afin de la maîtriser, je m'y suis consacré pendant une heure chaque soir et pendant six heures les week-ends, et cela durant un mois entier. J'ai analysé en détail les mouvements idéaux et les angles précis requis pour chaque point de suture. Ensuite, à l'aide d'un bloc en mousse, je me suis entraîné à réaliser chaque point dans l'ordre, en le répétant des centaines de fois. Finalement, j'ai commencé à m'améliorer et à devenir plus rapide. À la fin du mois, j'avais exécuté plus de quatre mille points. Et à ce stade, j'étais capable de réaliser facilement chaque point, avec une précision presque parfaite. Ce qui était auparavant un exercice tactique complexe était devenu une évidence—une habitude.

J'ai revu Patrick presque deux ans après notre première conversation, et je lui ai expliqué ma nouvelle approche. Il a opté pour cette procédure, et a été très satisfait du résultat, qui répondait à ses attentes.

Ainsi, comme j'avais transformé une difficulté chirurgicale en une habitude, le lifting mini-invasif « Mobilité Optimale » est passé d'une procédure techniquement complexe à une simple routine.

Et désormais, j'arrive presque à réaliser ces délicates sutures les yeux… à moitié fermés !

Il est temps d'agir

S'il vous plaît, arrêtez ce que vous êtes en train de faire—maintenant—et prenez deux minutes pour dresser la liste de trois habitudes que vous aimeriez changer.

Il peut s'agir de choses aussi banales qu'arriver en retard au travail, ne pas appeler votre famille ou vos amis aussi souvent que vous le devriez, égarer votre téléphone portable ou ne pas dormir suffisamment. Par contre, il peut s'agir aussi de comportements plus conséquents qui nuisent à votre santé, tels qu'une addiction.

Dans tous les cas, vous devez introduire des habitudes intelligentes pour remplacer les anciennes. Si l'une de ces nouvelles habitudes ne dure pas, cela signifie que vous devez identifier et réunir les conditions *Trois Mousquetaires* en faisant preuve d'innovation.

Au bout d'un certain temps, vous réussirez à vous défaire d'habitantes gênantes, à éliminer des routines nocives et à effectuer des tâches exigeantes sans avoir à y penser. Vous atteindrez un stade où de nombreuses mauvaises habitudes disparaîtront simplement d'elles-mêmes.

D'ici là, vous aurez maîtrisé *l'art de la vie automatisée !*

RÈGLE 15

dans une coquille de perle

Créez des habitudes intelligentes qui vous simplifient la vie

La magie de la vie automatisée

- Nous sommes *des créatures d'habitudes*
- Seule *une bonne habitude sans effort* peut remplacer *une mauvaise habitude sans effort*
  "Un clou dedans, un clou dehors"
- *Pour créer des habitudes intelligentes, appliquez les conditions "Trois Mousquetaires" :*
  1 - *Proposez une offre raisonnable à votre cerveau :* votre cerveau rejettera tout accord insatisfaisant
  2 - *Répétez l'habitude pendant un mois :* la répétition fonctionne, la répétition fonctionne
  3 - *Impliquez une autre personne dans votre habitude :* cette personne prendra l'habitude... de faire partie de votre habitude !
- Ensuite, détendez-vous et profitez *de la magie de la vie automatisée*

RÈGLE UNIVERSELLE

16

SOYEZ UNI-TÂCHE, ET NON PAS MULTI-TÂCHES

Comment être hyper-concentré et hyper-productif, tout en restant totalement décontracté et dans le moment présent

C'est un cirque

Nous avons parfois l'impression que notre esprit est divisé en deux ou trois.

Nous voulons tout faire en même temps.

Nous sautons d'une demande urgente à une autre—regardant un écran, tout en répondant au téléphone, en parlant, en écrivant ou en lisant.

Tels des jongleurs et des acrobates de cirque, nous lançons des quilles en l'air et tournons ici, là et partout, tandis que notre attention est sollicitée de toutes parts. C'est un numéro de funambule défiant le danger.

C'est à la fois incroyable et épuisant.

C'est le cirque de la vie moderne.

Vous connaissez la chanson. Vous allez prendre votre café du matin dans un bistro du coin. La serveuse interrompt une discussion animée avec sa collègue pendant les quelques secondes nécessaires pour prendre votre commande. Au lieu d'échanger une plaisanterie avec vous, elle concentre son attention ailleurs. Pendant qu'elle prépare votre café, elle reprend immédiatement sa conversation tout en prenant une autre commande au téléphone.

Elle est multi-tâches, comme les meilleures du genre.

En arrivant au travail, vous faites un détour par le bureau d'un collègue pour discuter d'une question professionnelle. Il est occupé sur son ordinateur, regardant son écran tout en écoutant sa télévision de bureau en fond sonore. Sans interrompre son travail sur l'ordinateur, il vous demande ce dont vous avez besoin, tout en continuant à taper sur son clavier et en déplaçant alternativement le regard entre vous et son écran.

Puis vous rentrez chez vous à l'heure du dîner et vous vous dirigez directement vers la cuisine, pressé d'annoncer à votre femme une bonne nouvelle concernant le travail. Sans s'arrêter de cuisiner et tout en donnant des instructions aux enfants qui sont à l'autre bout de la pièce, elle dit : « Vas-y, chéri, je t'écoute », sans jamais vous regarder.

Plus tard, vous vous asseyez à table avec vos enfants, et essayez de leur parler de leur journée à l'école. Mais ils restent le regard fixé sur leur téléphone portable, envoient des textos à leurs amis et ne cessent de jouer à des jeux vidéo, tout en mangeant. La discussion familiale n'est plus qu'un bruit de fond.

Le culte du « tout »

Il semble que nous vivions dans une nouvelle civilisation du :

Tout avoir—tout faire—tout à la fois !

Du matin au soir, notre capacité d'attention ressemble à des éclats de verre brisé qui éparpillent notre énergie dans toutes les directions. Le résultat de cette activité frénétique ? Une mauvaise concentration, une faible efficacité, des difficultés de communication et parfois des risques de se mettre en danger. Par exemple, des millions de personnes conduisent en écoutant de la musique, tout en parlant au téléphone et en consultant leurs textos.

Et nous agissons de la sorte dans notre quotidien. Nous sommes compulsivement multi-tâches, négligeant des moments précieux en tête-à-tête avec les membres de notre famille et avec nos amis, et passant à côté des informations, messages et indices importants de nos collègues.

En essayant de tout faire et de ne rien rater, nous passons en fait à côté de tout.

Le déjeuner : pause ou corvée ?

Il est midi.

Bob déambule dans le parc par une chaude journée de printemps.

Il est détendu et insouciant, absorbé pleinement par sa pause déjeuner en plein air.

Respirant profondément, il se délecte du parfum des cerisiers en fleurs et de l'herbe fraîchement coupée. Scrutant les sentiers sinueux, il observe avec intérêt le défilé des joggeurs, des mères et de leurs enfants, des promeneurs avec leurs chiens, des amateurs de bronzage, des cyclistes, des skateurs, et d'un groupe de policiers à cheval.

Ressentant une petite faim, il s'achète impulsivement un bretzel chaud auprès d'un vendeur de rue ambulant, et en savoure le croquant salé et le cœur moelleux, qu'il trempe dans de la moutarde. Tout en grignotant, il se dirige vers le violoniste de rue qui joue du Vivaldi de l'autre côté du parc, pour mieux entendre la mélodie. Comme il a apprécié sa prestation, il laisse tomber quelques pièces dans le panier du vieil homme.

À 12 h 30, Bob entend la sonnerie émise par le calendrier de son téléphone, lui rappelant son créneau de dix minutes prévu pour la consultation de ses messages. Il s'assoit sur un banc et concentre son attention sur ses e-mails et ses textos, en y répondant brièvement si nécessaire.

Lorsqu'il a terminé, il s'aperçoit qu'il lui reste sept minutes de pause. Il n'est pas venu les mains vides. Il ouvre le livre qu'il a emmené avec lui, un roman sur l'intelligence artificielle, et se met à lire. En même temps, il continue d'apprécier le violoniste, qui joue à présent un morceau d'Albinoni. Bien qu'étant absorbé par la lecture de sa fiction, il peut encore apprécier la musique en arrière-plan.

Son alarme sonne de nouveau à 12 h 55. Il retourne sur son lieu de travail, se sentant revigoré et rafraîchi.

Jessica passe également sa pause déjeuner dans le même parc.

Elle est tendue et distraite. Sa respiration est courte, tandis qu'elle marche d'un pas rapide vers un coin ombragé. Assise sur un banc, penchée au-dessus d'une salade d'épinards (sa préférée), qu'elle goûte à peine, elle parle au téléphone d'un air absent.

Une fois la conversation terminée, elle continue à penser avec amertume à la promotion qui lui a été refusée. Elle ne remarque pas le parfum du sapin qui lui apporte de l'ombre, et elle est indifférente à l'adorable nouveau-né qui lui sourit dans son berceau à quelques pas de là. Terminant rapidement son déjeuner, elle passe ensuite un autre appel tout en consultant ses fils de réseaux sociaux.

Vers 13 h, elle est de retour dans son bureau pour reprendre sa journée de travail stressante, plus épuisée que jamais.

La morale de ces histoires ?

Tandis que Bob était réellement dans le parc, Jessica n'y était pas !

Bob a pris du plaisir à sa pause déjeuner, alors que Jessica s'est simplement rendue au parc, l'esprit ailleurs, absorbée par ses propres pensées et préoccupations.

Combien de fois avons-nous fait la même chose ? Nous sommes *à* la plage avec nos enfants, mais nous sommes en réalité à des millions de kilomètres de là, préoccupés par de multiples tâches, au lieu de profiter de ce moment. Ou bien nous sommes *au* dîner de l'Action de grâce ou à la fête de décoration de l'arbre de Noël, mais nous nous éloignons pour répondre au téléphone.

Le phénomène du « occupé à ne rien faire »

Quand on fait plusieurs choses à la fois, on a l'impression de travailler vite et efficacement, pensant qu'ainsi on gagne du temps. C'est une illusion.

Les gens qui pensent pouvoir partager leur attention entre différentes occupations en même temps n'accomplissent pas grand-chose en réalité. En fait, ils réalisent moins de choses, sont moins productifs et plus stressés.

Autrement dit :

Être multi-tâches signifie—
être très occupé… à faire très peu de choses !

Voici pourquoi.

Le phénomène du « multi-basculements »

Selon l'auteur canadien Michael Harris, « Quand on pense que l'on est en train de faire du multi-tâches, en réalité, on fait du *multi-basculements.* » *Le cerveau détourne simplement son attention d'une chose à une autre.*

Le docteur Amit Sood, auteur de *The Mayo Clinic Guide to Stress Free Living*, en est arrivé à la même conclusion : le cerveau ne peut se concentrer consciemment sur plus d'une chose à la fois.

Donc, lorsque vous fractionnez votre concentration, votre cerveau ne fait que basculer d'une tâche à l'autre. Et chaque basculement est une perte d'énergie. Le multi-tâches vous épuise, vous et votre cerveau.

Bien que le multi-tâches soit considéré par beaucoup comme une vertu, c'est en fait un vice. En réalité, des recherches ont montré que le multi-tâches pouvait réduire la productivité de 40 %.

En outre, et c'est là le plus important, le multi-tâches perturbe les communications interpersonnelles. Il mène à la solitude, à la négligence des relations humaines et à la dépréciation des merveilles de la nature.

En conséquence, le multi-tâches est une prescription pour l'inefficacité et l'isolement. Nous y perdons notre boussole de vie, et partons à la dérive dans les méandres de la surcharge technologique.

La technologie étouffante

La technologie nous donne l'illusion de nous connecter et d'être connectés. En réalité, elle nous déconnecte.

Bien entendu, nous pouvons effectuer simultanément différentes tâches matérielles—écrire un e-mail, consulter les réseaux sociaux, lire les actualités, répondre au téléphone—mais nous perdons le contact avec la vie, les gens et tout ce qui compte vraiment pour nous.

Au lieu de maîtriser la technologie, nous l'avons laissée nous maîtriser.

Au lieu de nous soutenir, la technologie nous étouffe.

L'ici, le maintenant et l'ailleurs

Lorsque l'on est submergé par de multiples tâches, il est impossible de se focaliser sur la vision d'ensemble et sur ce qui a du sens dans la vie, à savoir être relié aux autres et savourer l'instant présent.

Dans cette culture frénétique, c'est comme si personne ne vivait dans le présent. Nous semblons toujours être ailleurs. Nous sommes accaparés par nos e-mails, nos téléphones, la télévision et nos obligations professionnelles, et nous n'accordons aux autres qu'une fraction de notre attention. Au lieu d'être pleinement concentrés sur ce que nous faisons dans le moment présent, nous survolons ce précieux instant en nous dispersant dans de multiples activités.

Depuis quand n'avez-vous pas accordé cent pour cent de votre attention à quelqu'un ou quelque chose ? Très souvent, tout en discutant au téléphone, vous ouvrez plusieurs pages web, envoyez quelques textos ou feuilletez des documents se trouvant sur votre bureau. Toutes ces tâches se disputent votre attention.

Cela entraîne la rareté du *moment humain*, comme un dîner entre amis, une promenade ou une conversation amicale avec ses voisins sur la terrasse. Ce *moment humain* se distingue radicalement du *moment électronique*, qui englobe les heures que nous passons devant des écrans.

Nous devons revenir à des interactions en personne. Nous devons apprécier pleinement la présence des autres—en savourant nos repas ensemble, en communiquant directement et totalement—et nous devons prêter véritablement attention à la nature qui nous entoure. Rien ne peut égaler cela.

Alors, ne soyez plus multi-tâches dans votre vie.

Soyez uni-tâche le plus souvent possible
et soyez multi-tâches le moins souvent possible.

En étant uni-tâche, vous vous laissez captiver et transporter par ce que vous vivez, que ce soit au travail, en lisant un livre, en faisant du sport ou lors d'une conversation.

Et en vous consacrant à une activité à la fois, vous travaillez plus efficacement, réduisez votre niveau de stress et augmentez exponentiellement votre joie de vivre.

La formule du « suivez vos yeux »

Essayer de ne plus être multi-tâches, c'est un peu comme essayer d'arrêter de fumer. Comme pour combattre une addiction, cela exige une intervention consciente.

L'astuce la plus simple est la suivante :

Là où vont vos yeux… vous allez !

Laissez vos yeux choisir la tâche.

Voici comment cela fonctionne :

- *Lorsque vous regardez des « personnes », concentrez-vous pleinement sur elles*

  Lorsque vous discutez avec quelqu'un, regardez la personne droit dans les yeux et écoutez réellement ce qu'elle dit.

  Mettez de côté les activités et les pensées qui pourraient vous distraire. Ne pensez pas à votre liste de choses à faire. Ne laissez pas votre esprit vagabonder. Interdisez-vous de consulter votre smartphone ou l'écran de votre ordinateur. Au lieu de cela, offrez votre attention pleine et entière. *C'est votre uni-tâche— votre unique tâche.*

  De même, lorsque vous êtes assis à table, soyez présent. Ne vous hâtez pas. Dégustez la nourriture, savourez chaque bouchée et regardez les personnes qui sont autour de la table, tout en les écoutant.

- *Lorsque vous regardez des « choses », concentrez-vous pleinement sur elles*

  Au travail, concentrez-vous sur ce qui se trouve devant vous. Ne vous laissez pas distraire.

  Au lieu d'aller et venir entre de multiples tâches, essayez de porter toute votre attention sur une chose à la fois. Vous verrez votre efficacité monter en flèche et votre niveau de stress dégringoler.

  Et même lorsque vous êtes seul, quelle que soit l'occupation à laquelle vous vous livrez, que vous lisiez un livre, regardiez la télévision, faisiez des exercices physiques, dansiez ou jardiniez, essayez d'apprécier ces moments à travers vos cinq sens.

La formule « suivez vos yeux » comporte une seule exception—les habitudes automatiques. Par exemple, marcher dans une rue familière ou écouter tranquillement de la musique sont des actions passives, et non actives, et peuvent être associées à d'autres activités—par exemple parler en marchant ou travailler en écoutant de la musique.

RÈGLE 16

dans une coquille de perle

Soyez uni-tâche, et non pas multi-tâches

Comment être hyper-concentré et hyper-productif, tout en restant totalement décontracté et dans le moment présent

- *Ne soyez pas un acrobate de cirque* qui lance des quilles en l'air et tourne ici, là et partout
- *N'essayez pas de tout avoir et de tout faire, tout à la fois*
  Vous serez *très occupé…* à faire *très peu de choses*
- *Soyez uni-tâche* le plus souvent possible*, et multi-tâches* le moins souvent possible
- Et laissez *vos yeux* choisir l'unique tâche :
  là où vont vos yeux, vous allez !

RÈGLE UNIVERSELLE

17

TOURNEZ LE CADEAU À L'ENVERS… ET CHERCHEZ L'ÉTIQUETTE DE PRIX CACHÉE !

Rien n'est gratuit

Le phénomène du « quelque chose pour rien »

Dans le travail et dans la vie, toute action crée un *impact.*

Tout ce qui se passe entre les gens est… un échange.

Comme l'énonce la troisième loi du mouvement de Newton : *« Toute action entraîne une réaction égale et opposée. »*

Cette loi de la nature n'est pas seulement pertinente en physique ; elle s'applique aussi à tout ce qui touche à nos vies. Et sa conclusion essentielle est tout aussi vraie aujourd'hui qu'elle l'était lorsque Newton l'énonça en 1687 :

Une chose donne une chose égale en retour, et un rien donne un rien égal en retour.

Ce principe s'applique à tout type d'échange entre les gens.

Vous pouvez obtenir quelque chose—
en échange de quelque chose,
mais vous ne pouvez pas obtenir quelque chose—
pour rien !

Autrement dit :

Chaque fois que vous recevez quelque chose
gratuitement… méfiez-vous !

Par exemple, des personnes ou des sociétés vous proposent des offres, mais qui comprennent certaines conditions dissimulées. Lorsque vous recevez une offre incroyablement avantageuse, un cadeau ou une invitation imprévue, assurez-vous qu'il n'y ait aucune condition ni obligation cachée. Même un simple appel inattendu ou une flatterie exagérée devraient éveiller vos soupçons.

Demandez-vous : *Quelle intention se cache derrière cette offre généreuse ou ce compliment ?*

Plus l'offre est « trop belle pour être vraie »
— plus le risque est élevé—
et plus vous devriez vous méfier.

Ainsi, lorsqu'une société de marketing, un ami perdu de vue depuis longtemps ou une entreprise vous contacte par un appel non sollicité et vous offre une opportunité, faites exactement ce que vous auriez fait pour un cadeau d'anniversaire, en essayant de savoir combien cela coûte :

Tournez-le à l'envers... pour chercher *l'étiquette de prix cachée !*

Demandez-vous ce que le donateur compte obtenir en retour— souvent quelque chose de valeur égale ou supérieure à celle du cadeau. *Toute personne qui vous offre quelque chose de façon inattendue s'attend probablement à recevoir en retour quelque chose d'une valeur similaire ou supérieure.*

Même lorsque les gens donnent généreusement, et apparemment de façon désintéressée, il y a presque toujours une contrepartie attendue. Par exemple, lorsqu'un nouveau voisin vient vous rendre visite, il attend de vous que vous soyez amical en retour ; lorsque vous faites un don conséquent à un organisme caritatif, à moins que vous restiez anonyme, vous attendez la satisfaction que peut vous procurer la reconnaissance publique ; et lorsque vous offrez un cadeau de Noël à un ami, vous vous attendez à ce qu'il vous offre un cadeau d'une valeur similaire. Il y a toujours une sorte de compensation sous-jacente. C'est encore la loi de Newton !

Et le même principe s'applique au commerce. Ainsi, lorsque vous faites des courses dans une galerie marchande, vous êtes constamment sollicité. Tandis que vous flânez devant les boutiques, on va peut-être vous offrir un chocolat (pour vous inciter à acheter une boîte entière) ou un échantillon de parfum (là encore pour vous encourager à acheter un flacon entier). Même chose pour une séance de maquillage gratuite ou une dégustation d'aliments cuits au barbecue. Ces cadeaux ont pour but de vous amener à acheter quelque chose d'une valeur supérieure, en vous séduisant ou en vous intimidant. Vous devez toujours rester vigilant quant aux moyens par lesquels on peut tenter de vous manipuler afin d'obtenir de vous la réciprocité attendue.

La troisième loi de Newton s'applique même à des comportements en apparence totalement désintéressés. Par exemple, quoi de plus altruiste qu'une mère prenant soin de son nouveau-né ? Vous pensez sans doute que ce qu'elle fait pour son bébé est un don unilatéral d'amour et d'attention, n'est-ce pas ? Faux. La mère reçoit en retour quelque chose d'une valeur au moins aussi grande que son dévouement apparent—la joie de voir son enfant comblé, ce qui en retour lui apporte bonheur et satisfaction.

Lorsque nous aimons vraiment un autre être humain, nous obtenons indéniablement une compensation sur le plan émotionnel. Dans ce cas, le don de l'amour est compensé par une rémunération intérieure, une récompense émotionnelle d'une valeur au moins égale. De même, lorsque des fidèles versent des dons de façon anonyme à leur lieu de culte, sans chercher la reconnaissance, ils en retirent quand même une satisfaction spirituelle en se sentant vertueux.

Donc, pour chaque action, il y a une réaction égale et opposée—toujours.

N'acceptez jamais un cadeau sans vous demander ce qu'on attend de vous en retour, car :

**Pour tout cadeau—tôt ou tard— quelque chose
d'une valeur égale ou supérieure sera :
soit retirée de vous… soit donnée par vous.**

Presque toujours !

Du vent qui vaut des milliards

Voici l'histoire vraie d'un escroc qui parvint à convaincre ses victimes qu'il leur donnerait *quelque chose pour rien.*

L'homme d'affaires Bernie Madoff a été condamné en 2009 pour avoir organisé la plus grosse escroquerie d'investissement de l'histoire. Son stratagème de Ponzi lui a permis de spolier 4 800 clients d'environ 65 milliards de dollars. Au moment de son arrestation, sa fortune nette était estimée à 17 milliards de dollars, dont la plus grosse partie avait été acquise de façon frauduleuse.

Comment Madoff a-t-il pu réussir dans des proportions aussi épiques ? Il avait tous les atouts : un esprit criminel, un talent pour la discrétion, une assurance éhontée, une soif d'argent mégalomaniaque et la capacité à convaincre n'importe qui de n'importe quoi.

Affable et très charismatique, il était aimé de sa famille et de ses amis, adoré par ses employés et très admiré par ses collègues. Il impressionnait les clients potentiels par une démonstration de richesse extraordinaire : des jets privés, un appartement luxueux à Manhattan et un yacht sur la Côte d'Azur, tout cela acquis grâce à l'argent de ses investisseurs !

S'appuyant sur un modèle de réussite convaincant, Madoff présentait l'image d'un génie des affaires exceptionnel. Il était l'un des plus grands courtiers de Wall Street et une icône dans le monde de la finance en col blanc, et a même réussi à occuper le poste de président du Nasdaq.

Madoff a leurré aussi bien des investisseurs privés expérimentés que des institutions bien établies, en leur faisant miroiter de superbes opportunités de placement et en leur promettant des retours sur investissement faramineux. Il les rassurait grâce à de faux relevés mensuels qui leur montraient que la valeur de leurs investissements avait grimpé en flèche.

Lorsque certains des investisseurs ont commencé à avoir des doutes et ont demandé à récupérer leurs fonds, Madoff les a remboursés immédiatement, en leur versant de surcroît les dividendes incroyables qu'il leur avait promis. Cela les a convaincus que : *c'était trop beau pour être vrai, mais c'était vrai !* Et ils sont revenus en investissant encore plus d'argent.

Ces riches investisseurs croyaient pouvoir défier le bon sens et duper le marché, mais ils ont fini par se duper eux-mêmes. Désireux de gagner rapidement des fortunes, ils se sont laissés facilement séduire et sont devenus les victimes de la grande supercherie de Madoff. Leur cupidité était un terrain parfait pour satisfaire sa propre ambition.

Ils ont ignoré un vieil adage, à leurs risques et périls :

Quand ça semble *trop beau pour être vrai*… ça l'est !

Bien que Madoff ait été condamné à 150 ans de prison (il est mort en détention en 2021, à l'âge de 82 ans), sa punition ne fut qu'une maigre consolation pour ses milliers de victimes. Celles-ci avaient naïvement cru pouvoir obtenir quelque chose pour rien, et ont fini ruinées, leur fortune envolée.

Lorsque je me suis fait plumer dans un bal autrichien !

En tant que résidents de longue date à Montréal, Stéphanie et moi participons régulièrement au *Bal Viennois de Montréal,* le bal autrichien annuel de la ville, une soirée de conte de fée où les invités dansent toute la nuit, les femmes en robe longue, les hommes en queue de pie et cravate blanche.

Cet évènement, qui allie les traditions européennes au luxe moderne, est organisé au profit d'un organisme caritatif. Il se déroule à l'hôtel Le Château Champlain, un élégant établissement doté d'une magnifique salle de balle et d'une piste de danse gigantesque. Stéphanie, d'origine autrichienne, savoure cette atmosphère culturelle, tandis que je saisis l'opportunité de pratiquer la danse de salon.

Lors de l'une de ces soirées, nous étions assis à côté d'un homme d'affaires turc, M. Ozturk, et de son épouse, un couple affable d'une quarantaine d'années. Au cours de la conversation, j'ai mentionné que nous prévoyions de passer des vacances en famille à Antalya, une station balnéaire du sud de la Turquie. M. Ozturk a insisté pour venir nous accueillir à notre arrivée.

Six mois plus tard, alors que nous venions d'atterrir à Istanbul, le chauffeur de M. Ozturk nous attendait à l'aéroport. Il nous a déposés au Ciragan Palace Kempinski, un hôtel luxueux qui ressemblait à un véritable palais de l'époque de l'empire Ottoman. Stéphanie et moi, ainsi que nos deux enfants, Amanda et Michael, avons été escortés jusqu'à une magnifique suite, et fûmes informés par l'hôtel que notre séjour de deux nuits nous était offert par M. Ozturk. Une telle générosité nous a sidérés.

Le soir même, M. Ozturk et sa famille nous ont invités à dîner dans un restaurant somptueux. Nous passâmes une très agréable soirée. Le fils et la fille de M. Ozturk avaient à peu près le même âge que nos enfants, ce qui contribua à rapprocher nos deux familles.

Durant notre séjour dans la station balnéaire d'Antalya, la famille Ozturk est venue passer trois jours avec nous. Et M. Ozturk se montrait toujours aussi courtois. Son hospitalité était touchante.

Vers la fin de notre séjour, M. Ozturk m'a confié nonchalamment qu'il envisageait d'ouvrir une clinique de chirurgie plastique à Istanbul, où je pourrais pratiquer des opérations esthétiques. Il était convaincu que l'entreprise serait rentable, notamment en raison du fait que son cercle d'amis et d'associés fortunés privilégiaient les chirurgiens étrangers. Il m'a proposé de fournir 75 % de l'investissement initial si j'apportais les 25 % restants.

Cela semblait être une opportunité prometteuse—un projet d'investissement intéressant, susceptible d'assurer une présence internationale à mon cabinet. À la fin des vacances, j'étais convaincu que le projet de M. Ozturk avait de grandes chances de réussir, et il me semblait pouvoir lui faire confiance.

Sa générosité m'avait hypnotisé. À aucun moment je ne me suis méfié, et je n'ai donc pas cherché l'étiquette de prix caché. Malheureusement pour moi, je n'avais pas encore découvert cette règle à l'époque !

De retour au Canada, comme je m'y étais engagé, j'ai viré une somme d'argent importante sur le compte bancaire de M. Ozturk à Istanbul. Celui-ci est venu à Montréal trois mois plus tard pour un voyage d'affaires, et il m'a assuré que tout était en train de se mettre en place pour l'ouverture de la clinique. Il m'a expliqué qu'il recherchait activement l'emplacement idéal et recrutait le personnel hospitalier nécessaire. Il m'a promis qu'à son retour chez lui, il m'appellerait pour me donner tous les détails.

Cet appel n'est jamais venu. Et M. Ozturk a disparu de la surface de la terre.

Peut-être était-il sincère dans sa tentative d'ouvrir la clinique ; peut-être avait-il mal géré l'argent, ou peut-être avait-il prévu de m'arnaquer dès le départ, je ne le saurai jamais.

Ce dont je suis sûr, c'est que mon argent a disparu. Et que tous ces cadeaux m'ont finalement coûté très cher !

RÈGLE 17

dans une coquille de perle

Tournez le cadeau à l'envers… et cherchez l'étiquette de prix cachée !

Rien n'est gratuit

- *Pour tout cadeau,* quelque chose d'une valeur *égale ou supérieure* sera :
  soit retirée de vous… soit *donnée* par vous !
  Presque toujours !
- *Si ça semble trop beau pour être vrai… ça l'est !*

RÈGLE UNIVERSELLE

18

LES GENS NE CHANGENT PAS

Et même s'ils changent,
ils reviennent souvent en arrière !

Un lot d'enfants

Jetez un coup d'œil à une classe typique de cours préparatoire, et observez tous ces bambins de six ans interagir les uns avec les autres, ainsi qu'avec leur professeur.

Vous remarquerez que certains d'entre eux sont timides, réfléchis et obéissants, alors que d'autres sont bruyants, dominateurs, querelleurs et parlent fort. Vous noterez que certains sont gentils et respectueux et que d'autres sont impertinents et hostiles. Vous verrez que certains sont naturellement joyeux et souriants, alors que d'autres sont sérieux et d'humeur maussade. Vous observerez également que certains sont organisés, studieux, attentifs et apprennent vite, tandis que d'autres sont distraits et peu motivés.

Prenez note de toutes ces différences, car ce que vous voyez correspond à des traits de personnalité qui sont peu susceptibles de changer. En fait, ce que vous observez peut permettre d'établir un pronostic fiable pour le devenir de ces enfants. Il est en effet probable que leurs traits de personnalité perdureront, même dans trente ans, indépendamment des circonstances de leur vie, de leur carrière et de leurs relations à l'avenir.

Selon le psychologue Erik Erikson, notre personnalité reste sensiblement la même, de la petite enfance jusqu'à la vieillesse. En conséquence, cet assortiment de caractères et de talents représenté par ce groupe d'enfants ne sera probablement pas très différent une fois ceux-ci devenus adultes.

Les principales caractéristiques resteront, quoi qu'il arrive !

Nature ou culture ?

Les enfants héritent-ils des traits de caractère de leurs parents ? Ou bien leurs personnalités sont-elles façonnées par leur éducation ?

En d'autres termes, notre personnalité et nos talents résultent-ils de nos gènes ou de notre environnement ?

Autrement dit : cela est-il dû à la biologie ou au conditionnement social ?

Éloignés les uns des autres, et pourtant si proches

Des chercheurs de l'université du Minnesota ont réalisé une étude s'étalant sur vingt ans et portant sur 350 paires de jumeaux, dont certains avaient été élevés séparément, dans des foyers différents, avec des circonstances socio-économiques contrastées, et par des parents aux personnalités très variées.

Devinez ce que les chercheurs ont découvert : les personnalités et les aptitudes des paires de jumeaux restaient très similaires, même lorsque les enfants avaient grandi dans des familles différentes.

D'autres études ont révélé que les enfants adoptés présentaient des traits de caractère se rapprochant davantage de ceux de leurs parents biologiques que de ceux de leurs parents adoptifs.

Conclusion ? Le patrimoine génétique des enfants a plus d'influence sur leur personnalité et sur leurs talents que l'éducation qu'ils reçoivent.

La biologie l'emporte sur l'environnement.

Notre personnalité et nos talents sont encodés dans nos gènes. Pas étonnant qu'il soit si difficile de faire changer les gens !

Voici une loi immuable de la nature :

Les gens ne changent pas facilement.
Et même s'ils changent… ils reviennent souvent en arrière.

Par conséquent, ne vous faites pas trop d'illusion et ne perdez pas trop de temps à essayer de changer les personnes que vous côtoyez, comme les membres de votre famille, vos amis ou vos collègues.

Par exemple, n'espérez pas pouvoir moduler ou convertir votre conjoint, dans le but de convenir à vos besoins. Si vous pensez pouvoir changer la personnalité de telle personne et l'amener à devenir plus romantique, plus ambitieuse ou plus quoi ce soit d'autre, oubliez ça.

L'histoire de Sarah

Sarah, une amie de Stéphanie, recherchait la sécurité financière, mais elle avait tendance à choisir ses partenaires amoureux en fonction de leur apparence, plutôt que sur leur carrière ou leur personnalité. La chimie physique était sa tentation ; la sécurité financière, son besoin.

Lorsqu'elle a rencontré Don, un séduisant entraîneur personnel, elle s'est laissée convaincre de son brillant avenir. Il lui a assuré qu'il allait ouvrir sa propre salle de sport, créer une franchise et ainsi leur assurer une situation financière solide.

Cela n'est jamais arrivé. Don était M. Promesse. Il était bien intentionné, mais n'avait pas le sens des affaires. Il faisait de beaux discours, mais agissait peu. De surcroît, il se montrait négligent et très dépensier.

Convaincue qu'elle pouvait le changer, Sarah le confronta à plusieurs reprises. Elle essaya, encore et encore, en recourant à son répertoire habituel d'arguments, de suppliques et de menaces, de le remettre en selle. Don devenait sérieux et discipliné pendant un mois ou deux, et Sarah était aux anges. Mais invariablement, il rechutait.

Il s'est révélé incapable de répondre à sa demande de sécurité financière, et elle ne pouvait l'accepter ou l'apprécier tel qu'il était.

Ils ont fini par se séparer.

Arrêtez de presser la pierre

Comme nous le savons intrinsèquement, à travers nos relations avec notre famille, nos amis ou des connaissances : *les gens ne changent pas facilement, sauf s'ils en ont eux-mêmes la volonté.*

Cette incapacité à changer s'applique tant aux traits de personnalité (attitudes, caractère, tempérament) qu'aux talents (aptitudes, compétences, capacités).

Vous pouvez être tenté de penser : *si seulement cette personne pouvait être plus prévenante, plus loyale, plus attentive, plus ponctuelle, plus prudente, plus économe ou plus travailleuse.*

Non. Cela n'arrivera pas.

Par conséquent :

**Essayez une fois ou deux de changer une personne…
puis laissez tomber.**

Espérer faire changer cette personne, c'est comme tenter de faire sortir de l'eau d'une pierre. Vous aurez beau presser la pierre, vous n'obtiendrez jamais une seule goutte d'eau !

En conséquence, si vous n'obtenez pas ce que vous attendez d'une personne après le lui avoir demandé deux fois, cessez de le lui demander.

Cessez de faire la *même demande*—à la *même* personne.

Arrêtez de presser la pierre !

Et maintenant, voilà la grande question :

Si les gens ne changent pas, comment faire pour obtenir d'eux ce que vous voulez ?

Des études ont démontré que, bien qu'il soit peu probable qu'elles puissent changer radicalement, *les personnalités peuvent parfois évoluer avec le temps, de façon subtile.*

Alors, existe-t-il une autre approche qui pourrait vous permettre d'atteindre votre but sans avoir à presser des pierres ?

Oui. Il s'agit de la prochaine règle universelle !

RÈGLE 18

dans une coquille de perle

Les gens ne changent pas

Et même s'ils changent, ils reviennent souvent en arrière !

- *La biologie l'emporte sur l'environnement*
  La personnalité est encodée dans nos gènes
- *Les gens ne changent pas facilement*
  Et même s'ils *changent*, ils ont tendance à *revenir en arrière*
- *Essayez une fois ou deux de les changer*
  Ensuite, *cessez de presser la pierre* et suivez la Règle 19 !

RÈGLE UNIVERSELLE

19

« GRAINE A » VOUS DONNERA « PLANTE A »... À CHAQUE FOIS

Si vous voulez une autre plante, essayez une autre graine !

L'histoire des « mangues en grappes »

Leslie, une femme au foyer vivant en Floride, aime tant les mangues qu'elle a décidé de faire pousser un manguier dans son jardin. Elle effectue quelques recherches en ligne, puis commande les meilleures graines de manguier qu'elle puisse trouver.

Lorsque le paquet arrive, elle est tellement contente qu'elle ne prend même pas la peine de le regarder. Elle arrache le papier pour l'ouvrir. Elle a hâte d'aller dans son jardin et de commencer à creuser. Elle a déjà choisi l'emplacement idéal.

Après avoir planté les graines, elle se consacre à son projet botanique avec un grand enthousiasme durant les semaines qui suivent. Elle arrose consciencieusement le sol, attendant avec impatience l'arrivée du bel arbre qui produira de délicieuses mangues.

Mais, hélas, lorsque la plante émerge du sol, c'est un imposteur—ce n'est pas un manguier, mais un pied de tomate !

Comment cela a-t-il pu se produire ?

Désemparée, Leslie court à la cuisine, ouvre un tiroir et vérifie l'étiquette du paquet de graines. On peut y lire clairement : tomate douce en grappes.

Elle se demande ce qu'elle doit faire. Elle pourrait renvoyer le paquet de graines pour se faire rembourser, mais cela prendrait trop de temps. De plus, elle ne se sent pas d'humeur à devoir attendre une autre commande.

Au contraire, elle continue d'espérer et décide de faire un deuxième essai—avec les mêmes graines ! « Il y a peut-être eu une erreur d'étiquette », se dit-elle.

Quelques semaines plus tard, elle obtient de nouvelles tomates en grappes !

Va-t-elle abandonner et se rendre à l'évidence ? Jamais de la vie. Nullement découragée, Leslie essaie une troisième fois. Le résultat : de nouvelles tomates en grappes, et aucune mangue en vue !

N'avons-nous pas tous été coupables, par moments, de la même étonnante insistance irrationnelle que Leslie pour obtenir un résultat différent en répétant la même procédure ?

Il est temps de tirer quelques leçons de l'histoire de Leslie.

La leçon I de Leslie

N'attendez pas de miracles en jardinage : Graine A donnera Plante A

La première leçon à tirer de l'histoire de Leslie est évidente : on récolte ce qu'on sème, et on n'y peut rien changer.

Si vous plantez une graine A, elle deviendra une plante A... à chaque fois, peu importe à quel point vous voulez désespérément une plante B.

La leçon II de Leslie

N'attendez pas de miracles dans la vie non plus : Action A donnera Réaction A

Si vous entreprenez une action A vis-à-vis d'une personne, vous obtiendrez une réaction A de la part de cette personne... à chaque fois. Cela se produira, quel que soit votre désir d'obtenir une réaction B.

Pourtant, dans la vie :

Nous refaisons souvent la même chose...
en espérant un résultat différent !

On se tape la tête contre les murs en espérant obtenir une réponse différente et plus satisfaisante. Et l'on est frustré lorsque cela n'arrive pas.

La leçon III de Leslie

Répéter la même chose donne... la même chose : la théorie d'Einstein sur la folie

Albert Einstein aurait très bien pu faire allusion à Leslie et à ses mangues (pardon, ses tomates) lorsqu'il a dit : « La folie, c'est de faire toujours la même chose et de s'attendre à un résultat différent. »

Autrement dit, après une ou deux tentatives infructueuses, on obtiendra le même résultat la troisième, quatrième et cinquième fois.

Prenez le cas de Julie, une fille au grand cœur.

Sa mère est une femme grincheuse et ingrate. Julie ne cesse de lui rendre des services, mais cette dernière trouve toujours à redire. Par exemple, elle lui dit : « Pourquoi m'as-tu acheté des pommes rouges, et non des pommes vertes ? » ou « J'ai renvoyé le parfum, car je ne supportais pas de sortir avec cette odeur sur moi. » Julie se fâche alors, sa mère s'excuse, et Julie reprend ses tentatives infructueuses pour lui plaire.

Elle ne cesse de planter des fleurs et n'obtient que des mauvaises herbes.

La leçon IV de Leslie

Si les gens ne peuvent pas changer, c'est vous qui devez créer le changement : la balle est dans votre camp

Vous devez vous concentrer sur ce que vous voulez obtenir des gens—ce qui est bon pour vous, et qui, dans de nombreux cas, est également bon pour eux.

Vous pouvez y arriver, non pas en essayant de les changer, mais en modifiant votre approche à leur égard.

Autrement dit :

Le changement doit venir de VOUS.

Lorsque vous n'arrivez pas à obtenir la réaction souhaitée, cessez de répéter la même action.

Si vous voulez obtenir une réaction différente de la part des gens… essayez une action différente

Car :

**En changeant votre *action*…
vous changez la *réaction* de l'autre**

Julie a tenté cette approche à l'occasion de la Fête des Mères. Elle a offert un joli pull bleu en coton à sa mère, qui a répondu, de manière prévisible : « Julie, tu devrais savoir que je ne porte que de la laine, et que je n'aime pas cette couleur. »

« Pas de problème, maman », a répondu Julie calmement. « Je comprends que tes goûts soient différents des miens. Voici le ticket d'achat. Rapporte le pull au magasin et prends ce qui te plaît. » La mère de Julie est restée sans voix. Elle a fini par rapporter le pull et n'a plus jamais parlé de façon désobligeante à sa fille.

La morale de l'histoire ? Julie n'a pas essayé de persuader sa mère de changer, mais a elle-même initié un changement dans son propre comportement. Elle a planté une nouvelle graine et a obtenu un nouveau résultat.

Vous pouvez adopter cette approche dans toutes les situations de la vie quotidienne.

Par exemple :

Vous avez fait remarquer à l'agent d'entretien de vos bureaux que son travail était bâclé (action A), mais rien n'a changé (réaction A). La seconde fois, vous initiez un changement en essayant autre chose : vous dites à l'agent que vous ne lui verserez que 75 % de ses gages tant que ses prestations ne se seront pas améliorées (action B). Il fait des efforts au départ, mais retombe dans ses vieilles habitudes au bout de quelques semaines (réaction B). Enfin, *vous* initiez un autre changement en recrutant un nouvel agent d'entretien (action C). Votre bureau est maintenant impeccable (réaction C). Parfait.

Voici un autre scénario :

Votre conjoint arrive toujours en retard aux rendez-vous. Ceci est exaspérant et occasionne de nombreuses disputes. Au fil des ans, vous avez essayé de le/la convaincre d'arriver à l'heure (action A), mais vos supplications sont toujours restées lettre morte (réaction A). La fois suivante, *vous* initiez un changement en essayant quelque chose de différent. Vous lui dites que vous êtes invités à dîner à 19 h, alors que vous êtes attendus pour 20 h (action B). Vous finissez par quitter la maison à 20 h. C'est une nette amélioration, mais ce n'est pas encore suffisant (réaction B). Lors d'une autre occasion, vous dites à votre conjoint que vous avez réservé pour 18 h 30 alors que la réservation est pour 20 h (action C). Félicitations ! Cette fois, vous partez à l'heure et arrivez à l'heure (réaction C).

Un dernier exemple :

Vous êtes attiré par l'une de vos collègues de bureau et vous aimeriez vraiment l'inviter à sortir, mais elle semble inaccessible. Elle est toujours agréable et polie, mais distante. Vous avez essayé une fois de l'inviter (action A), mais elle a poliment refusé (réaction A). La seconde fois, *vous* initiez un changement en essayant quelque chose de différent : vous lui envoyez un bouquet de fleurs (action B). Elle vous envoie un texto pour vous remercier, mais elle ne veut toujours pas sortir avec vous (réaction B). Puis vous apprenez d'un ami commun qu'elle adore le basketball. Vous achetez deux billets pour un match de la NBA, et vous lui en envoyez un en cadeau par courrier (action C). Elle accepte l'invitation, assiste au match à vos côtés, et accepte de dîner avec vous le soir même (réaction C).

Conclusion :

Vous devez vous montrer innovant et trouver l'action appropriée qui vous permettra d'obtenir ce que vous voulez.

Un violoniste d'inspiration romaine

Durant l'une de nos escapades en famille à Rome, Stéphanie, Amanda, Michael et moi sommes allés dîner. Le concierge de notre hôtel nous avait recommandé un restaurant, *Ai Tre Tartufi*, situé sur la pittoresque *Piazza Navona*.

De notre table, nous avions une vue superbe sur la magnifique fontaine *Quattro Fiumi*. Pour ajouter à cette ambiance magique, un jeune violoniste enchantait tous ceux qui étaient à portée d'oreille. Sa performance était exquise.

Michael, alors âgé de quinze ans, avait pris des cours de violon pendant trois ans. Il s'est levé de table et a passé pratiquement une heure à écouter et à regarder le virtuose. Lorsqu'il est revenu s'assoir à notre table pour dîner, il semblait pensif.

Tandis qu'on nous apportait nos desserts, il m'a regardé attentivement.

« Que diriez-vous si je devenais violoniste ? » a-t-il demandé.

J'ai souri et j'ai répondu : « Tu *es* violoniste. »

Mais ce n'est pas ce que Michael voulait dire. « Je veux être un *vrai* violoniste », a-t-il précisé. « Lorsque j'aurai obtenu mon baccalauréat, je ne veux pas aller à l'université. Je voudrais m'inscrire dans un conservatoire pour devenir violoniste professionnel. »

Au début, je pensais qu'il plaisantait. Michael était un élève brillant et très apprécié de ses professeurs. Renoncer à l'université n'était pas exactement ce que j'avais envisagé pour lui. Stéphanie et Amanda ont tenté de le convaincre d'obtenir au moins un diplôme universitaire pour assurer son avenir avant de prendre une décision concernant ses ambitions musicales. Elles lui ont rappelé qu'il réussissait particulièrement bien au lycée, et qu'il serait sans doute en mesure de poursuivre ses études dans n'importe quelle université.

Michael ne démordait pas de sa nouvelle vocation. Mais, sur le moment, j'ai décidé de ne pas discuter avec lui. Je me disais qu'une fois rentré à Montréal, il aurait tout oublié de cette ambition fantaisiste.

Il n'avait pas oublié. Même après avoir repris l'école, Michael pratiquait le violon quotidiennement, pendant des heures, et consacrait ainsi moins de temps à ses études qu'auparavant. À la fin du mois de septembre, son premier bulletin de notes mensuel fut révélateur : ses notes étaient passées de A à B dans de nombreuses matières.

La chute abrupte de ses résultats scolaires m'inquiétait, mais je ne savais pas trop quoi faire. La première fois, j'avais échoué à le faire changer d'avis en le laissant faire. Ma graine A m'avait donné une plante A … bonne à rien.

J'avais aussi noté que les arguments de Stéphanie et Amanda pour essayer de le raisonner n'avaient rien donné. Répéter leurs arguments aurait été futile—voire de la folie, à en croire Einstein. Je devais trouver une nouvelle graine à planter, une nouvelle action à entreprendre. Le changement devait venir de *moi*.

Dans un premier temps, j'ai pensé priver Michael de son violon, et de ses cours particuliers, jusqu'à ce que ses résultats s'améliorent. En agissant ainsi, je l'aurais évidemment contraint à travailler plus, mais n'aurais pu lui insuffler la même ardeur à l'étude, ni la même envie d'exceller qu'auparavant. Étant moi-même professeur, je savais que *l'ardeur était la potion magique de ceux qui excellent.* J'ai donc mis de côté ce plan, et trouvé une autre idée.

Pour l'action B, j'ai dit à Michael que je ne voyais pas d'inconvénient à ce qu'il devienne violoniste, à condition qu'il finisse par être l'un des meilleurs dans ce domaine. Il m'a assuré que ce serait le cas ! J'ai cependant souhaité entendre le verdict de sa professeure à ce sujet, et l'ai appelée moi-même.

L'enseignante a confirmé que Michael était doué, mais à ce stade, elle ne pouvait affirmer qu'il deviendrait un jour un instrumentiste de renom. Elle a ajouté que Michael devait prendre davantage de cours afin qu'elle puisse discerner son futur potentiel. Cela n'a fait que renforcer la détermination de mon fils.

Je devais créer un autre changement—passer à l'action C. J'ai offert à Michael deux cours particuliers de violon par semaine au lieu d'un, mais à la condition qu'il obtienne de nouveau des A. Je lui ai également promis de respecter son choix de carrière. Me connaissant, Michael savait que je suis sincère et que je tiens toujours parole.

Les résultats scolaires de Michael devinrent si bons à partir de ce moment qu'il a même décroché la *Médaille Académique du Gouverneur Général du Canada,* décernée à l'étudiant canadien obtenant la meilleure moyenne à la fin de ses études secondaires.

À cette époque, il avait aussi réalisé que malgré ses talents de musicien, il ne pourrait jamais espérer s'approcher de la virtuosité de Yehudi Menuhin ou de la grâce mélodique de Stéphane Grappelli. Il a alors décidé de concentrer l'essentiel de ses efforts dans le domaine de l'ingénierie.

Il a fini par obtenir son diplôme et a ensuite suivi un master, puis un doctorat en génie biomédical.

Et oui, il aime toujours pratiquer le violon—en tant que loisir !

Le dilemme que j'ai résolu avec Michael est un parfait exemple de la façon dont vous pouvez obtenir ce qui est bon pour vous ou pour les êtres qui vous sont chers, non pas en les faisant changer d'attitude, mais en changeant la vôtre. Le changement vient de vous.

La balle est dans votre camp !

RÈGLE 19

dans une coquille de perle

"Graine A" vous donnera "Plante A"... à chaque fois

Si vous voulez une autre plante, essayez une autre graine !

- Rappelez-vous de la théorie d'Einstein sur la folie : *la répétition ne fonctionne pas*
- Ne refaites pas *la même chose* encore et encore, en vous attendant à *un résultat différent*
- Si vous plantez *Graine A*, elle deviendra *Plante A*... à chaque fois
- Et si vous optez pour *Action A*, vous obtiendrez *Réaction A*... à chaque fois
- *Le changement doit venir de VOUS*
  En changeant votre action, vous changez la réaction de l'autre
- *La balle est dans votre camp !*

RÈGLE UNIVERSELLE

20

PENSEZ À CE QUE VOUS AVEZ,

ET NON À CE QUE VOUS N'AVEZ PAS

Et pensez à ce que les autres
N'ONT PAS,
et non à ce qu'ils ONT

Le phénomène de la « relativité »

Les êtres humains ne peuvent s'empêcher de se comparer entre eux, indépendamment de leur ethnie, de leur nationalité, de leur orientation politique ou de leur statut social.

Combien de fois nous comparons-nous à d'autres personnes ? Nous nous demandons souvent comment rivaliser avec les autres dans le jeu de la vie, et où nous nous situons par rapport à eux. Nous observons leur vie de l'extérieur, et envions leurs possessions matérielles, leurs comptes en banque présumés, leurs vacances, leurs avancements de carrière, leur bonne santé ou encore leur belle apparence physique, et nous comparons notre sort au leur.

C'est un cycle de relativité. *C'est « se comparer et désespérer » !*

Le résultat ? La jalousie entraîne l'insatisfaction et la détresse. Et plus nous nous comparons, moins nous nous sentons heureux, et nous en voulons toujours plus.

Le phénomène du « près des yeux—donc—près de l'esprit »

Nous avons tous tendance à nous comparer aux personnes qui font partie de notre bulle sociale. Il peut s'agir de parents éloignés ou proches, d'amis, de collègues de travail, de voisins ou d'autres personnes de notre cercle social.

Par exemple :

Votre beau-frère vient d'obtenir une promotion, et pas vous ;

Votre ami est heureux en mariage, alors que vous peinez à rencontrer quelqu'un ;

Vos collègues de travail obtiennent tous les meilleurs comptes clients, et pas vous ;

Une connaissance de l'université a cinq mille abonnés sur Facebook ; vous n'en avez que quelques centaines ;

Le gars de la salle de sport a un abdomen musclé et une chevelure abondante, alors que vous êtes corpulent et affichez un début de calvitie ;

Votre frère vient de se faire construire une immense maison, alors que vous avez du mal à payer votre loyer.

Et ainsi de suite.

C'est une vérité universelle : notre propension à nous comparer aux personnes de notre entourage semble faire partie de notre ADN.

Même dans des situations qui n'ont rien à voir avec la compétition, l'addiction à la comparaison se nourrit du phénomène « près des yeux—donc—près de l'esprit ».

Le phénomène « loin des yeux—donc—loin de l'esprit »

En revanche, les gens qui vivent hors de notre *bulle* ne sont pas susceptibles de susciter notre envie. Ils sont au-delà de la portée de notre « compteur de jalousie » !

Ils sont hors de notre vue, donc hors de notre esprit.

Nous pouvons être jaloux de la promotion ou des vacances luxueuses d'un collègue, bien davantage que de ces milliardaires que l'on voit aux actualités se déplacer en jet privé ou se pavaner sur leur yacht. De la même façon, si un ami proche est atteint d'un cancer, nous nous inquiétons instantanément de notre propre santé, bien plus que nous le ferions en regardant un documentaire sur les millions de personnes atteintes de cancer dans le monde.

Bref, nous sommes moins affectés par ce qui se passe loin de chez nous.

La liste qui change les règles du jeu

Lorsque vous vous comparez aux autres, vous oubliez ce que vous avez la chance de posséder, et ne songez qu'à ce qui vous manque.

Donc, puisque vous ne pouvez vous défaire de cette obsession héréditaire de la comparaison, pouvez-vous au moins changer les règles du jeu « comparer et se désespérer » ?

Voici un moyen de combattre cette maladie de la comparaison :

Faites votre liste de gratitude—aujourd'hui.

Faites-le maintenant, perfectionnez-le plus tard (Règle 1). Cette liste vous permettra de détourner votre attention vers les bienfaits que la vie vous a apportés, et sur les choses que vous possédez. Et cela effacera le sentiment d'amertume que vous éprouvez en pensant à tout ce dont vous êtes privé. Vous serez surpris de constater combien votre liste s'avérera longue—et de voir tous les bienfaits que vous avez toujours pris pour acquis.

Par exemple, vous avez peut-être tout ou une partie de ce qui suit : de l'air pur à respirer ; de la bonne nourriture à manger ; un lit chaud dans lequel dormir ; une famille et des amis ; des enfants en bonne santé ; et la capacité de marcher, de parler, d'entendre, de voir et de sentir.

Maintenant, prenez du recul, regardez votre liste de gratitude et soyez reconnaissant. Ne répétez pas la même erreur que l'auteure Agatha Christie, qui a réalisé, *trop tard,* que : « On ne reconnaît les moments vraiment importants dans sa vie que lorsqu'il est *trop tard.* »

Si vous n'appréciez pas ce que vous avez maintenant, vous pourriez très bien vous rendre compte, *trop tard,* là encore, de la chance que vous aviez, et regretter chaque minute passée à vous lamenter sur ce que vous n'avez pas.

Rappelez-vous ce que vous *avez*—et non ce que vous *n'avez pas.*

Si vous le faites, vous gagnerez deux récompenses précieuses d'un seul coup : la sagesse et, encore plus important, le contentement.

Des envies qui ne sont jamais assouvies

« Ce n'est pas celui qui n'a pas beaucoup qui est pauvre, mais celui qui a besoin de beaucoup », a très justement fait observer l'historien du XVIIème siècle Thomas Fuller.

Se comparer aux autres, et avoir envie de ce que l'on n'a pas, est dommageable si on le fait sans sagesse : « Pourquoi n'ai-je pas ceci ? » et « Pourquoi ont-ils cela ? »

En revanche, se comparer aux autres peut être bénéfique si vous le faites intelligemment : « Dieu merci, j'ai ceci » et « N'est-ce pas regrettable qu'ils n'aient pas ce que j'ai ? »

Pratiquez ce type de comparaison empreinte de gratitude et vous connaîtrez à jamais la paix intérieure.

Comptez vos bénédictions—pas vos peines.

Au lieu de vous lamenter au sujet de ce qui vous manque, soyez reconnaissant de ce que vous possédez.

Et rappelez-vous que, quoi que vous possédiez dans la vie, que ce soit en termes de revenus, de statut social, d'apparence physique ou de santé, il y aura toujours quelqu'un, quelque part, qui aura mieux que vous.

Vos envies ne seront jamais assouvies !

L'herbe n'est pas plus verte ailleurs

Nous avons tendance à croire que l'herbe est plus verte de l'autre côté de la barrière.

Nous ne voyons que ce que les autres ont la chance d'avoir—plutôt que ce qui leur manque.

Mais il y a de fortes chances pour que nous ne trouvions jamais ce qui manque aux autres, pour la bonne raison que, comme la plupart d'entre nous, ils ne projettent qu'une image heureuse de leur vie. Ils font part des bonnes nouvelles les concernant, mais cachent les aspects les moins flatteurs de leur vie, qu'ils soient sociaux, conjugaux, professionnels, économiques ou autres.

Donc, si nous continuons de comparer notre sort à celui des autres, nous devrions au moins prendre en considération ce qui leur manque, et que nous possédons peut-être.

Par exemple, combien d'entre nous ont admiré les réussites extraordinaires et la fabuleuse fortune de Steve Jobs ? Il semblait certainement tout avoir, et il était envié par des millions de gens.

Mais nous ne regardions que ce qu'il avait, et non ce qu'il n'avait pas—jusqu'au jour où son cancer en phase terminale a été révélé. Tout son argent ne signifiait plus grand-chose face à son cancer, et il a fini par perdre la bataille à cinquante-six ans. C'est très jeune.

Combien de personnes âgées ont la chance de vivre bien au-delà de cet âge, tout en ne cessant de se plaindre !

La question « qu'aurait-il pu arriver »

La prochaine fois que vous vous sentirez contrarié par la dégradation d'une relation ou par un revers de fortune, posez-vous cette simple question :

> **Quels sont les malheurs qui auraient**
> ***pu m'arriver… mais qui ne me sont pas arrivés ?***

En vous souvenant des nombreuses fois où vous avez échappé au désastre, vous vous sentirez béni.

Par exemple, cette excroissance que vous aviez dans le dos aurait pu être cancéreuse, mais elle ne l'était pas ; ou lorsque vous avez eu un accident sur l'autoroute, vous auriez pu être tué ou gravement blessé, mais vous ne l'avez pas été ; ou lorsque votre bébé est né après une césarienne pratiquée en urgence, il aurait pu souffrir d'un certain nombre de séquelles physiques, mais ce n'est pas arrivé. Vous avez eu un bébé en bonne santé.

Il vous suffit de regarder les nouvelles télévisées du soir ou de lire un journal pour voir à quel point vous avez de la chance. De terribles catastrophes se produisent partout autour de vous—accidents, décès, maladies, épidémies et privations de toutes sortes. Heureusement, la plupart d'entre elles vous ont été épargnées. En fait, dans votre vie quotidienne, les choses se passent bien la plupart du temps.

Soyez-en reconnaissant et réjouissez-vous.

RÈGLE 20

dans une coquille de perle

Pensez à ce que vous avez, et non à ce que vous n'avez pas

Et pensez à ce que les autres N'ONT PAS, et non à ce qu'ils ONT

- *Arrêtez de comparer et de désespérer*
  Comptez vos bénédictions, pas vos peines
- Songez à ce que vous *avez*, et non à ce que vous *n'avez pas*
- Ne vous plaignez pas au sujet de ce qui vous manque, car :
  Vous ne pourrez jamais savoir… ce qui manque aux autres
  Les gens affichent leurs réussites, mais cachent leurs côtés moins flatteurs
- *Vos envies ne seront jamais assouvies*
  Quoi que vous accomplissiez dans la vie, il y aura toujours une personne meilleure que vous !
- Faites votre *liste de gratitude*, aujourd'hui
- *Souvenez-vous des malheurs qui auraient pu vous arriver… et qui ne vous sont pas arrivés*
  Ensuite, soyez reconnaissant et réjouissez-vous

RÈGLE UNIVERSELLE

21

APPRENDRE DE SES ERREURS, C'EST BIEN ;

APPRENDRE DE CELLES DES AUTRES, C'EST ENCORE MIEUX !

Il est plus intelligent d'utiliser
un médicament testé scientifiquement,
que d'essayer un médicament expérimental

L'Art Martial d'Apprendre de Ses Propres Erreurs

Lorsque VOUS payez le prix

Dans la vie, il est inévitable de commettre des erreurs.

À chaque stade de notre développement, de l'enfance au troisième âge, nous trébuchons tous d'une façon ou d'une autre. En tant qu'êtres humains, notre jugement n'est pas toujours parfait.

Vous avez souvent entendu l'expression « je me giflerais ». Commettre une erreur est regrettable, mais encore faut-il en assumer les conséquences émotionnelles : cette combinaison de culpabilité, de remords, de honte et d'auto-récrimination. C'est un sentiment douloureux qui peut vous empêcher de dormir la nuit.

Les erreurs sont généralement source de souffrance et d'exaspération, pour nous comme pour autrui.

Pourtant, on estime que les jeunes gens doivent être encouragés à prendre des risques dans la vie, à être libres de faire des erreurs et d'en tirer des leçons. Cela est vrai dans une certaine mesure. Lorsque les jeunes essaient et échouent, ils acquièrent la capacité de surmonter la défaite initiale. Ils apprennent à développer leurs compétences sociales et à renforcer leur résilience. Les erreurs aident les jeunes à discerner le bien du mal, ce qui est essentiel pour qu'ils deviennent des adultes confiants, compétents, heureux et accomplis. Et l'on espère qu'une fois adultes, ils ne répéteront pas les mêmes erreurs.

En résumé :

> **Faire la bonne chose dès le départ est toujours préférable.**
> **Mais faire des erreurs peut s'avérer bénéfique—**
> ***uniquement si on en tire des leçons.***

Torture brésilienne

Éric, un instituteur de vingt-cinq ans, se rendait avec allégresse au *Club de sports de combats de Los Angeles,* vêtu de son *gi*, la tenue blanche traditionnelle portée par les pratiquants d'arts martiaux. Il s'apprêtait à recevoir son premier cours privé de jiu-jitsu brésilien, un art martial fondé sur la lutte et le combat au sol.

Son professeur, Renzo, était un homme trapu et musclé, au visage redoutable, qui gardait les sourcils froncés en permanence. Il était connu pour être dur et exigeant envers ses élèves, mais il avait entraîné certains des meilleurs sportifs de cette discipline.

Lors de sa première rencontre avec Éric, Renzo l'avait informé, d'un ton grave, qu'il exécuterait sur lui quelques techniques de jiu-jitsu, les unes après les autres—sans la moindre explication préalable. C'était à Éric de trouver, par lui-même, comment bloquer chaque attaque.

Autrement dit, Éric devait apprendre de ses propres erreurs.

Lorsque Renzo pratiqua sa première technique sur Éric, ce dernier, abasourdi, après avoir été frappé, battu et empoigné, se retrouva brusquement projeté sur le tapis de sol. Renzo réitéra cette attaque à plusieurs reprises, tandis que le pauvre Éric, sans défense et impuissant, essayait désespérément de la bloquer. Finalement, lorsqu'Éric, accablé, se reprit et commença à se défendre, Renzo le félicita en prononçant un seul mot : « Bien ! »

Renzo exécuta immédiatement une seconde attaque, différente, et Éric se retrouva de nouveau martelé, roué de coups de pieds et de coups de poings, puis retourné à l'envers sur le sol, à moitié étranglé. Après avoir subi trois assauts acrobatiques douloureux, Éric réussit enfin à se soustraire à cette nouvelle attaque, mais à présent, il se sentait désorienté, voyait double et boitait, sa cheville commençant à enfler.

Éric remercia Dieu de lui avoir permis de survivre à cette quasi-annihilation ! Il apprenait de ses propres erreurs et acquérait peu à peu de l'expérience, mais au prix de grandes souffrances. Et il se dit que l'expérience acquise jusque-là était grandement suffisante pour un premier cours !

Rassemblant tout son courage, Éric décida donc d'informer Renzo, en termes non équivoques, qu'il était temps de mettre fin à ce premier cours de jiu-jitsu.

Mais avant qu'il ait pu prononcer un seul mot, il se retrouva de nouveau propulsé à l'envers, puis projeté dans toutes les directions possibles, malmené, tordu comme un bretzel, puis plaqué violemment au sol par ce qu'on appelle un « renversement en ciseaux ».

Et quand Éric comprit enfin comment riposter à cette troisième attaque, il ne se souvenait même plus de son propre nom !

La morale de l'histoire ?

Apprendre de ses propres erreurs,
bien que ce soit enrichissant, peut s'avérer… très douloureux.

L'ART SUBTIL D'APPRENDRE DES ERREURS DES AUTRES

Lorsqu'ILS paient le prix

Apprendre de ses erreurs peut être une expérience gratifiante. Cependant, il existe un concept encore plus intelligent :

Au lieu d'apprendre uniquement de vos propres erreurs—
apprenez également des erreurs des autres !

Dans ma jeunesse, j'ai lu de nombreux ouvrages de philosophie et de développement personnel. J'ai dévoré des romans historiques, ainsi que des autobiographies, tout en examinant les raisons pour lesquelles les protagonistes échouaient ou vacillaient, et comment ils surmontaient leurs difficultés. J'étais également à l'affût de conseils pratiques émanant d'autres sources. Je demandais régulièrement conseil à tout un chacun, quel que soit son domaine d'expertise ou d'expérience.

Et je prenais des tonnes de notes au sujet de ces perles de sagesse. « Tirez des leçons des erreurs d'autrui. Car vous ne vivrez pas assez longtemps pour pouvoir toutes les faire vous-même », dit un jour Eleanor Roosevelt. J'adore ça.

Triple voyage au Paradis

Pour Catherine, ce matin-là ne ressemblait à aucun autre.

Jeune soprano de vingt-deux ans, Catherine était élève de l'Académie de l'Opéra de Paris. Déjà remarquée en Belgique, son pays d'origine, elle s'était installée dans la capitale française pour perfectionner sa technique vocale et obtenir un diplôme de cette prestigieuse institution.

Si ce matin était aussi extraordinaire pour Catherine, c'est parce qu'elle avait été choisie par l'académie pour rencontrer la soprano britannique de renommée mondiale Helena Moore, du Royal Opera House, à Covent Garden, à Londres. Mme Moore était à Paris pendant trois semaines pour se produire dans *Die Zauberflöte* (la flûte enchantée) de Mozart. Par générosité, elle avait proposé de donner un cours particulier à l'un des élèves de l'académie. Catherine, considérée comme la plus talentueuse de sa classe, avait été retenue.

Le rendez-vous était fixé à 14 h, à l'Opéra National de Paris. Catherine s'était levée à cinq heures du matin, trop impatiente pour dormir. À 13 h, elle se trouvait devant les grandes marches de l'Opéra Garnier, avec une heure d'avance, vêtue de sa robe bleue préférée, et chaussée de talons hauts, en accord avec le cadre exceptionnel de l'évènement.

Arrivée avec cinq minutes de retard dans une longue limousine blanche, Mme Moore fut accueillie par le directeur de l'Opéra, qui lui présenta Catherine. Tous trois franchirent ensuite les portes colossales.

En montant le majestueux Grand escalier en marbre blanc, Catherine fut éblouie par les piédestaux imposants situés de part et d'autre et surmontés de torchères portant de magnifiques chandeliers dorés.

Puis le directeur de l'Opéra les escorta jusqu'au Grand foyer, orné de splendides détails architecturaux, d'un plafond en dôme recouvert de mosaïque finement peinte, et de gigantesques lustres de cristal scintillant.

Catherine était émerveillée. Tout cela dépassait ses rêves les plus fous.

Elle était au Paradis !

Lorsque le trio arriva enfin sur la célèbre scène, un pianiste attendait impatiemment la prestigieuse invitée. Catherine avait l'impression de revivre des scènes de la comédie musicale *Le Fantôme de l'Opéra*, tiré du roman de Gaston Leroux de 1910, dont l'action se déroule dans ce magnifique édifice. Catherine s'attendait alors à ce que Mme Moore lui choisisse un air d'opéra à chanter, avant de lui donner quelques conseils qui l'aideraient à améliorer sa prestation. Mais au lieu de cela, Mme Moore la regarda et dit : « Catherine, ma chère, vous pouvez choisir n'importe quelle *aria* tirée de n'importe quel opéra, et je vous donnerai ensuite quelques conseils. »

Prise au dépourvu, Catherine hésita un moment, puis rassembla son courage et répondit : « Je vais essayer de chanter l'aria *Casta Diva,* de la *Norma* de Bellini. »

Mme Moore eut un petit rire et dit : « Vous êtes courageuse, Catherine. Vous avez choisi l'*aria* la plus difficile à interpréter pour une soprano. Moi-même je ne l'ai pas chantée depuis des années. Mais voici ce qu'on va faire : je la chanterai d'abord, et ensuite, je serai en meilleure position pour vous guider. »

Accompagnée du pianiste, Mme Moore se mit à chanter, s'interrompant de temps à autre pour ajuster la tonalité ou le *tempo*. Tout au long de cette répétition, Catherine écoutait attentivement—*et elle en profita pour apprendre.*

Elle était aux anges, et de nouveau au Paradis !

Vingt minutes plus tard, Mme Moore fut satisfaite de sa propre prestation, que Catherine trouva majestueuse. Il était presque 15 h.

En véritable Britannique qu'elle était, Mme Moore avait demandé à ce qu'un thé lui soit servi. Deux serveurs en smoking se présentèrent alors sur scène, portant un élégant service en porcelaine *Royal Doulton,* du thé *Earl Grey* et de délicieux scones aux raisins, accompagnés de confiture et de crème caillée.

Catherine se retrouvait au Paradis pour la troisième fois !

Lorsque son tour fut venu de chanter, Catherine, se rappelant ce qu'elle avait retenu en observant et en écoutant Mme Moore, chanta encore mieux que ce qu'elle avait espéré. Elle eut même droit à un *« brava »* de la part de la diva, en plus de quelques conseils pertinents.

Tout cet après-midi fut une aventure inoubliable pour Catherine, de l'extravagant Opéra Garnier, au somptueux service du thé, en passant par son expérience exaltante avec Mme Moore.

Cependant, ce que Catherine avait le plus apprécié, c'était de voir la star soprano commettre des erreurs et se corriger elle-même, pendant qu'elle, Catherine, prenait des notes mentalement. Puis, lorsqu'est venu son tour de chanter cette *aria* extrêmement difficile, Catherine avait déjà appris comment améliorer sa prestation après avoir bien écouté l'interprétation de la diva.

La morale de l'histoire ?

Apprendre des erreurs des autres est enrichissant—et indolore.

L'Art Assidu de Se Souvenir de Ses Erreurs

Une mauvaise mémoire est mauvaise pour vous

La plupart des gens apprennent de leurs propres erreurs, ou des erreurs des autres. Ensuite, ils se promettent de ne pas répéter ces erreurs.

Le problème, cependant, c'est qu'il n'est pas du tout garanti que ces expériences laissent des impressions durables.

Nos souvenirs associés à notre développement personnel sont éphémères. Nous oublions facilement les leçons apprises. Et nous avons tendance à rechuter tôt ou tard.

Mais existe-t-il un moyen de se souvenir des erreurs que nous avons commises ou que nous avons vu les autres commettre ?

La réponse est oui.

Une phrase, sur papier

Comment vous programmer pour vous souvenir des erreurs, et éviter de les répéter ?

C'est simple :

Mettez toute erreur sur papier—comme un conseil, en une seule phrase.

Comme expliqué dans la Règle 8, notez cette phrase dans le carnet que vous utilisez chaque fois que vous devez résoudre un problème (ce qui arrive, selon mon expérience, au moins une fois par mois). Vous vous souviendrez ainsi automatiquement des notes de sagesse que vous avez écrites dans le passé, inspirées aussi bien de vos propres erreurs que de celles des autres.

RÈGLE 21

dans une coquille de perle

Apprendre de ses erreurs, c'est bien ;

Apprendre de celles des autres, c'est encore mieux !

Il est plus intelligent d'utiliser un médicament testé scientifiquement, que d'essayer un médicament expérimental

- Apprendre de ses *propres erreurs,* c'est bien—*mais douloureux*
- Apprendre des *erreurs des autres* c'est encore mieux—*et indolore*
- *Notez toutes les erreurs dans votre carnet,* et relisez-les régulièrement

RÈGLE UNIVERSELLE

22

QUAND LES AUTRES VOUS FONT CONFIANCE, SOYEZ HONORABLE ;

MAIS QUAND VOUS FAITES CONFIANCE AUX AUTRES, SOYEZ VIGILANT !

La confiance est complexe

QUAND LES AUTRES VOUS FONT CONFIANCE

Votre « oui » est votre serment

« Avoir la confiance de quelqu'un est un hommage plus grand que d'être aimé », écrivit l'auteur George MacDonald.

En effet, le fait d'être jugé digne de confiance est un honneur précieux. C'est le signe qu'une personne vous accorde sa pleine confiance.

Et, lorsque les autres vous font confiance, vous avez une lourde responsabilité envers eux.

Cette responsabilité implique vos actes, vos paroles et même vos pensées à leur égard.

Chérissez la confiance que les gens placent en vous, et veillez à ne pas la décevoir. Vous ne devez pas gâcher cette confiance ou la prendre à la légère. Vous ne devez pas non plus vous y soustraire ou la violer.

Il faut des années pour bâtir la confiance, et quelques secondes pour l'anéantir.

Quand s'asseoir et quand fuir

Lorsque les gens placent leur confiance en vous, vous ne leur devez rien— tant et jusqu'à ce que vous n'ayez pas accepté leur confiance.

C'est une importante décision.

Il s'agit d'une sorte de contrat. *Vous devriez y réfléchir à deux fois avant de signer sur la ligne pointillée.* Car, si vous le faites, vous acceptez automatiquement la responsabilité qui en découle.

En conséquence *:*

**Lorsque vous êtes sollicité pour une aide, un conseil ou une faveur
—par quelqu'un que vous connaissez mal—
hésitez !**

Faites une pause. Réfléchissez bien avant de donner une réponse. Vous pouvez accepter ou rejeter la confiance que cette personne place en vous. Vous pouvez aussi décider de l'accepter partiellement, en limitant votre engagement.

S'il s'agit d'une personne que vous aimez vraiment, vous lui viendrez en aide sans même y réfléchir, et accepterez d'endosser la lourde responsabilité qui en découle.

Cependant :

Si votre instinct vous dit d'éviter cette personne— alors . . . **FUYEZ !**

Vous n'êtes pas tenu de donner une réponse immédiate. Donnez-vous du temps en trouvant une excuse.

Dites simplement : **« Je vais y réfléchir. »**

Détachez-vous et différez !

Ne soyez pas un Iscariote

La confiance s'accompagne d'une obligation d'intégrité, de fiabilité et surtout de loyauté.

Il n'est pas toujours facile d'accorder sa confiance à autrui. Ainsi, respectez cette confiance, et préservez-la comme une porcelaine précieuse, un objet fragile à manipuler avec soin.

Ne soyez pas comme Judas Iscariote, l'apôtre qui a trahi la confiance de son maître, Jésus. Ne violez jamais la confiance d'une personne par une quelconque déloyauté. Évitez tout comportement déshonorant, qu'il s'agisse d'une simple moquerie dans le dos de la personne, ou d'un manque de respect manifeste. Rien ne peut faire plus de mal aux personnes qui vous font confiance que d'être trahies par vous.

Quand les autres vous font confiance, la seule voie possible est de vous comporter de façon digne et responsable.

Votre honneur et votre réputation en dépendent.

Votre « parole » est un contrat signé

Votre parole compte, même pour des engagements apparemment insignifiants.

Imaginons que vous ayez promis d'aller chercher le fils d'un ami à la sortie de l'école, à 16 h. Pourtant, vous vous permettez d'arriver avec une demi-heure de retard. En vous attendant devant l'école, cet enfant sans surveillance aurait pu avoir des ennuis. Même si ce genre de manquement irresponsable ne porte pas à conséquence la plupart du temps, il s'avère néanmoins inacceptable.

Votre parole vous engage.

Faire une promesse, c'est comme signer un document juridique— ce n'est ni négociable, ni résiliable. Et si vous la brisez, votre honneur en sera affecté. Vous ne pourrez réparer cela ni en vous justifiant, ni en vous excusant.

Par conséquent :

**Ne faites jamais de promesses que vous ne puissiez tenir—
et tenez toujours les promesses que vous faites.**

Comme Napoléon Bonaparte le conseilla : « Le meilleur moyen de tenir sa parole, c'est de ne *pas la donner !* »

Le prince d'Égypte

En octobre 1187, Saladin, un sultan égyptien, conquit Jérusalem en reprenant la ville aux Croisés.

Mais, étonnamment, même après avoir vaincu ses ennemis occidentaux, Saladin continua de bénéficier de leur admiration et de leur respect, plutôt que d'être méprisé.

La raison en est que, contrairement à d'autres chefs victorieux de son époque, Saladin *tint parole.*

Il avait promis, avant même sa victoire, qu'il traiterait les femmes et les enfants chrétiens de Jérusalem avec la plus grande courtoisie. Et il le fit.

Dans son livre *Primal Leadership,* l'auteur Daniel Goleman explique que le sultan « savait ce qu'il faisait, et pourquoi il le faisait ». Pour Saladin, tenir sa promesse n'était pas seulement *honorable*, mais également *intelligent* : c'était une façon de gagner la confiance d'autrui.

Si vous tenez parole, les autres continueront de vous accorder leur confiance. « Les perdants font des promesses qu'ils rompent souvent. Les gagnants prennent des engagements qu'ils tiennent toujours », fit observer le conférencier motivateur Denis Waitley.

Soyez un gagnant !

Mais Lorsque Vous Faites Confiance aux Autres

Confiance versus foi

Confondre la confiance et la foi est une énorme erreur, et pourtant très répandue. La différence entre elles est substantielle.

La confiance exige des preuves—alors que la foi est aveugle.

La foi est comme un chèque en blanc. Elle ne requiert rien. Elle n'exige aucune validation ni preuve. Pourtant, elle implique une adhésion absolue et inconditionnelle, fondée sur la croyance. La foi devrait être réservée à tout ce qui relève du surnaturel, comme les religions et autres cultes dédiés à des divinités.

La confiance, en revanche, est comme un chèque certifié. Elle est émise sur la base d'un solde de compte établi au préalable. Et il faut du temps, souvent des années, pour l'instaurer.

En conséquence, ne confondez pas confiance et foi : *la foi est sacrée, la confiance ne l'est pas.*

Ne donnez jamais un chèque en blanc à la confiance— ni à quiconque, ni à une quelconque entité.

Faites confiance, mais vérifiez

Souvent, la confiance n'est pas réciproque.

Par exemple, combien de personnes ont trahi votre confiance par le passé en se montrant hypocrites ou indiscrètes, en répétant des secrets que vous leur aviez confiés, simplement pour le plaisir de répandre des commérages ? C'est une expérience blessante.

Investissez votre confiance avec circonspection, et non avec désinvolture. « Faites confiance, mais vérifiez », dit un proverbe russe.

Vérifiez tout—avant de faire confiance à quoi que ce soit.

C'est une question de temps

La confiance ne doit pas être aveugle. Elle doit s'appuyer sur des paroles et des actes.

La confiance n'est pas donnée. Elle se gagne, et elle se gagne… avec le temps.

Les relations de confiance avec les gens devraient être comparables à celles que l'on a avec des institutions, telles que les banques ou les cours de justice : vous ne faites confiance qu'à celles qui ont fait leurs preuves au fil du temps.

Seul le temps nous le dira, en apportant suffisamment d'indices et de faits pour justifier ou non notre confiance. Souvent, ces preuves s'accumulent peu à peu, durant des années d'interaction avec un individu ou une institution, ou à force d'entendre parler de l'excellente réputation d'une personne ou d'une organisation.

En conséquence :

La confiance est fondée sur le temps.

Et elle doit être validée en passant « l'épreuve du temps ».

« L'épreuve du temps »

Cette épreuve comprend deux étapes temporelles importantes.

- *La période qui « précède » une interaction avec une personne ou une institution*

  Les personnes que nous connaissons depuis des années, comme les membres de notre famille, des amis de longue date, une gouvernante ou un médecin de famille, ont amplement eu le temps de nous prouver qu'ils étaient dignes de confiance. Nous leur accordons notre confiance en raison du lien profond qui s'est instauré. Leurs antécédents sont fiables.

  Cela s'applique également aux institutions qui se sont forgées, au fil du temps, une réputation d'intégrité et de fiabilité, tels que certains organismes caritatifs, associations de professionnels et autorités judiciaires.

- *La période qui « suit » une interaction avec une personne ou une institution*

  Lorsque nous interagissons avec des personnes ou des entreprises qui nous sont inconnues, nous évaluons, petit à petit avec le temps, la façon dont elles nous traitent. Qu'il s'agisse d'un hôpital, d'une école ou d'un magasin de vêtements, nous gardons l'œil ouvert.

  Plus nous connaissons ces personnes ou ces institutions, et plus nous cumulons des éléments de preuves, plus nous pouvons déterminer si ces personnes ou institutions méritent ou non notre confiance. Nous n'accordons celle-ci qu'après un certain laps de temps, que ce soient des semaines, des mois ou des années.

« L'ascenseur de la confiance »

Imaginez votre confiance comme un immeuble de dix étages équipé d'un ascenseur !

Votre confiance est répartie en dix parties égales, de 10 % par étage. Ainsi, plus l'ascenseur monte dans les étages, plus votre niveau cumulatif de confiance est élevé.

Une personne que vous venez de rencontrer et dont vous ne savez rien démarrera avec un score de confiance de zéro. Il ou elle attendra l'ascenseur dans le hall d'entrée !

Avec le temps, les gens et institutions qui ont fait leurs preuves auprès de vous, qu'il s'agisse de personnes telles que des membres de votre famille, amis, fournisseurs de services ou partenaires commerciaux ; et d'institutions telles que des écoles, sociétés, associations, hôpitaux ou cabinets d'avocats, peuvent atteindre des niveaux plus élevés, un étage à la fois.

Certains peuvent atteindre le 5ème ou le 6ème étage. D'autres peuvent même aller jusqu'au 8ème ou 9ème étage.

Mais personne n'atteint le 10ème étage, l'appartement avec vue panoramique, le *penthouse* ! —le niveau de confiance totale, à 100 %.

Pourquoi cela ? Parce que :

**Nous sommes tous humains—et en tant que tels—
nous sommes tous vulnérables.**

Même les membres de notre famille, en qui nous avons le plus confiance, ainsi que nos amis les plus proches, sont des êtres humains vulnérables, tout comme nous. S'ils ont le malheur d'être soudain frappés par une maladie dévastatrice qui affecte leur bien-être physique et psychologique, s'ils subissent des bouleversements sociaux douloureux ou de graves déboires financiers, ou s'ils souffrent simplement des effets secondaires de la vieillesse, leur personnalité, leurs valeurs et leur pensée rationnelle peuvent s'altérer et vaciller—*tout comme leur engagement envers nous.*

Le même principe s'applique aux professionnels et institutions fiables et réputés. Même les plus grandes banques peuvent s'effondrer. Même des entreprises centenaires peuvent faire faillite. Même les marques et les enseignes les plus vénérables peuvent devenir insolvables. Même les professionnels dont la réputation n'est plus à faire—qu'ils soient médecins, magistrats, militaires ou professeurs d'université—peuvent s'avérer peu dignes de confiance. La plupart le sont, mais certains ne le sont pas.

Quand il s'agit de confiance :

**Aucun humain ni aucune institution ne peut être fiable à 100 %,
avec un niveau de confiance constant de 100 %,
qui est garanti à 100 %—
pour la vie.**

Donc, votre ascenseur de la confiance doit prendre son temps—tout son temps !

Votre ascenseur doit être léthargique. Et ne le laissez jamais atteindre le dernier étage, le *penthouse* !

De temps à autre, votre ascenseur de la confiance peut même devoir rebrousser chemin et redescendre d'un étage ou plus, ou même jusqu'au rez-de-chaussée. Cela peut se produire dès lors que la fiabilité d'une personne est remise en cause pour une raison quelconque, ou si vous réalisez que certaines institutions ne méritent pas votre confiance.

Le « triple piège de la confiance »

La plupart d'entre nous faisons l'erreur d'accorder notre confiance à des personnes dès la première rencontre. Nous leur permettons de monter dans notre ascenseur de la confiance, alors qu'ils devraient être laissés au sous-sol !

En faisant confiance trop tôt et trop rapidement, nous nous laissons berner.

Ceci est particulièrement vrai pour ce que j'appelle le « triple piège de la confiance », représenté par le signe du dollar, le symbole du cœur et le caducée.

Autrement dit :

**Le « triple piège de la confiance » est le trio :
argent, amour et santé.**

- *Nous ne devrions pas nous fier aux promesses liées à « l'argent » trop rapidement*
  La cupidité peut nous inciter à nous engager dans des investissements non éthiques ou des escroqueries ruineuses.
- *Nous ne devrions pas nous fier aux promesses liées à « l'amour » trop rapidement*
  Les fantasmes romantiques peuvent nous séduire et nous amener, trop tôt dans la relation, à... *faire confiance à l'être aimé !* Cela peut se solder par une profonde déception, nous briser le cœur, ou pire, nous entraîner dans une liaison dangereuse ou abusive.
- *Nous ne devrions pas nous fier aux promesses liées à la « santé » trop rapidement*
  Nous pouvons devenir la proie de charlatans qui proposent des recettes magiques : des potions prometteuses contre les maladies, des traitements séduisants pour la beauté et d'irrésistibles élixirs de longévité, dont la plupart sont sans effets.

Face à de tels enjeux, nous devrions faire preuve de vigilance et vérifier toutes les données avant d'accorder notre confiance à une personne ou à une institution.

Comme l'humoriste Finley Peter Dunne le recommanda : « Faites confiance à tout le monde, mais coupez les cartes ! »

Du papier à en-tête coûteux

Peu après l'ouverture de mon cabinet de chirurgie esthétique, Adam, un jeune homme d'environ trente ans, est venu me consulter pour une rhinoplastie. Il voulait effacer une bosse nasale.

Durant cette consultation, je lui ai expliqué en détail la procédure, et lui ai montré le résultat attendu sur un écran d'ordinateur. Adam, qui m'a semblé être une personne agréable et sociable, était enthousiaste à l'idée de se faire opérer, et a souhaité tout de suite convenir d'une date pour l'intervention.

Conformément à notre protocole habituel, Adam devait passer des tests préopératoires et se faire photographier. Lorsque Lauren, la chef de bureau, a abordé la question du règlement, Adam l'a informée que son patron lui avait proposé de payer son opération, en guise de remerciement pour sa précieuse contribution à la réussite de l'entreprise.

Le patron d'Adam a appelé Lauren l'après-midi même pour confirmer qu'il prendrait tous les frais en charge, et lui a laissé ses coordonnées. Il a également promis d'envoyer un chèque certifié couvrant le montant total une semaine avant l'opération, comme Lauren le lui demandait. Enfin, il a précisé que l'entreprise ferait parvenir un courrier officiel à la clinique confirmant la prise en charge des frais de l'opération d'Adam.

En effet, cette lettre est arrivée deux jours plus tard. Elle était imprimée sur du papier à en-tête de la société, preuve que celle-ci existait et opérait dans le domaine de l'import-export. Le nom du président de la société y figurait, ainsi que le numéro de téléphone et l'adresse de l'entreprise. Tout semblait correct.

Mais, trois jours avant l'opération, le chèque certifié n'étant toujours pas arrivé, Lauren a appelé la société. La réceptionniste qui a décroché lui a demandé de patienter un instant, tandis qu'elle transférait l'appel au président. Celui-ci a assuré à Lauren que le chèque serait signé, certifié et envoyé le jour même.

Le chèque n'arrivant toujours pas, Lauren a de nouveau appelé l'entreprise. Le président a demandé à me parler directement. « Faites-moi confiance, docteur », a-t-il dit. « J'ai préparé le chèque, mais j'ai pensé qu'il serait plus prudent qu'Adam vous le remette en mains propres le jour de l'opération. Faites-moi confiance. Vous aurez votre argent. »

Le jour de l'opération, Adam est arrivé avec un chèque. Il était libellé au nom de la société, et portait le logo de la Banque Royale du Canada, l'une des banques les plus réputées du pays. Le nom du PDG de la société figurait également sur le chèque.

Mais celui-ci n'était pas certifié. Lorsque Lauren a questionné Adam à ce sujet, il lui a expliqué que le PDG n'avait pas eu le temps de passer à la banque pour le faire certifier. Lauren est venue me voir, se demandant si l'on devait procéder à l'opération. Elle m'a prévenu qu'un chèque non certifié pouvait être refusé.

Mais je l'ai rassurée en lui rappelant que nous disposions d'une lettre officielle de la société, ainsi que de toutes les coordonnées des intéressés. J'ai également précisé à Lauren que le PDG m'avait répété par deux fois : « Faites-moi confiance » !

L'opération s'est bien déroulée. Adam avait à présent un nez aux formes harmonieuses.

Une semaine plus tard, Adam avait rendez-vous avec moi pour le retrait du plâtre, mais il ne s'est pas présenté. Lauren a tenté en vain de le joindre à son domicile. Elle a ensuite appelé la société, sans plus de succès, bien que ce fût un jour de semaine. Nous nous sommes alors renseignés sur cette société auprès de la Chambre du commerce, et avons découvert qu'elle n'existait pas.

Quelques jours plus tard, nous avons reçu un appel de notre banque nous informant que le chèque émis par la prétendue société d'Adam avait été rejeté. Nous avons été informés que le compte n'avait été ouvert que six semaines plus tôt, et qu'il avait été clôturé dès le lendemain de l'opération. De plus, ce compte était toujours resté vide.

Inutile de préciser que je n'ai jamais vu la couleur de mon argent ! Hélas pour moi, je n'avais pas encore lu le conseil de la maquilleuse professionnelle Michelle Phan : « Ne faites pas confiance à n'importe qui, surtout si on vous dit *faites-moi confiance* ! »

Le plus extraordinaire dans cette histoire, c'est le mal que s'est donné Adam pour se faire opérer gratuitement. Il avait fait installer à ses frais deux lignes de téléphone, l'une pour son soi-disant domicile, et l'autre pour la fausse société ; il a demandé à des amis de jouer les rôles du président et de la réceptionniste ; il a ouvert un compte bancaire et a commandé un chéquier ; et il a clôturé le compte dès que son existence ne se justifiait plus.

C'est étonnant de voir à quel point les gens malhonnêtes peuvent être à la fois pitoyables et rusés— jusqu'où ils sont prêts à aller dans leurs stratagèmes, et à quel point ils peuvent être efficaces dans le jeu du *faites-moi confiance*. Toutes les manœuvres complexes et fastidieuses d'Adam avaient pour but d'économiser quelques milliers de dollars.

Pouvez-vous imaginer ce qu'un escroc serait prêt à faire pour frauder des millions de dollars ?

Voici la réponse.

Attrape-moi si tu peux

Avez-vous vu le film *Catch Me If You Can* (Attrape-moi si tu peux), avec Leonardo DiCaprio ?

Le film, qui s'inspire de faits réels, est une adaptation des mémoires d'un ancien escroc nommé Frank Abagnale Jr. À l'âge de seize ans, Frank s'enfuit de chez lui, puis se livre à des escroqueries de plus en plus audacieuses, dont le montant s'élèvera à plusieurs millions de dollars. Ce faisant, il démontra qu'il était passé maître dans l'art de gagner la confiance des autres.

Par exemple, alors qu'il était encore adolescent, il réussit à se faire passer pour un pilote d'avion.

Il lui a suffi pour cela d'appeler la compagnie aérienne Pan Am en prétendant être un pilote qui avait perdu son uniforme. Qu'a fait l'employé de Pan Am ? A-t-il posé des questions à Frank ? A-t-il exigé une pièce d'identité ? Pas du tout. Au lieu de cela, l'employé a immédiatement fait en sorte qu'on lui fournisse un uniforme de remplacement. Grâce à celui-ci, Frank a pu monter à bord de nombreux avions, voyageant gratuitement sur des centaines de milliers de kilomètres, et profitant de séjours à l'hôtel aux frais de la compagnie, lors de ses supposées escales. En abusant de la confiance que lui témoignait son entourage, il sympathisait avec ses 'collègues' dans la cabine de pilotage… et séduisait les hôtesses de l'air !

Il a ensuite décidé de se glisser dans la peau d'un avocat.

Il a obtenu un faux diplôme de droit d'Harvard, et a même réussi à décrocher un poste au bureau du procureur général de l'État de Louisiane. Incroyable !

Il a ensuite choisi de jouer le rôle d'un médecin.

Il inspirait tellement confiance au personnel médical de la clinique où il travaillait qu'il a fini par superviser des étudiants en médecine dans un hôpital voisin ! Une véritable prouesse en matière de charlatanisme.

Enfin, après avoir été arrêté et emprisonné, il a réussi à s'enfuir. Et lorsqu'il a été de nouveau capturé, le FBI, impressionné par son extraordinaire ingéniosité, lui a proposé un régime de liberté conditionnelle s'il acceptait de mettre son expertise au service de la répression des fraudes. Bien entendu, il accepta.

Les escrocs et autres arnaqueurs prospèrent aux dépends des personnes crédules. Frank Abagnale était un escroc extraordinaire. *Mais il dut principalement son succès aux victimes, qui lui faisaient confiance trop tôt et trop vite.*

Elles ont laissé leur ascenseur de confiance le mener directement jusqu'au… *penthouse* !

RÈGLE 22

dans une coquille de perle

Quand les autres vous font confiance, soyez honorable ; Mais quand vous faites confiance aux autres, soyez vigilant !

La confiance est complexe

Quand *vous* faites confiance aux autres

- *Si votre instinct vous dit de fuir… FUYEZ !*
- Dites simplement : « Je vais y réfléchir »

Mais quand *les autres* vous font confiance

- *Votre oui est votre serment,* et *votre parole est un contrat signé*
- *Ne faites jamais de promesses* à moins que vous puissiez les tenir, et *tenez toujours les promesses* que vous faites
- *Ne soyez pas un Iscariote*—ne trahissez jamais les gens qui vous font confiance
- *La foi est sacrée, la confiance ne l'est pas*
- *Ne donnez jamais un chèque en blanc à la confiance*
  Et assurez-vous de *couper les cartes* !
- *La confiance s'acquiert avec le temps*
- *Votre ascenseur de la confiance doit prendre son temps—tout son temps*
  Il ne devrait jamais atteindre le 10ème étage, le *penthouse* !
- Attention au *Triple piège de la confiance : argent, amour et santé*

RÈGLE UNIVERSELLE

23

NE VOUS VENGEZ PAS, SOYEZ INTELLIGENT !

Faites ce qui est bon pour vous, et non ce qui est bon pour votre colère

Le phénomène du « panier de fruits »

Tout au long de votre vie, vous êtes amenés à croiser des personnes qui vous sont hostiles.

Ces personnes peuvent être très critiques, agressives, malhonnêtes, déloyales, cupides, ou tout simplement malveillantes. Elles peuvent éprouver un certain plaisir à vous voir souffrant, humilié, abattu, vaincu et même abusé. Et inévitablement, elles vous trahiront, vous tromperont, vous voleront de l'argent, ou vous causeront du tort d'une manière ou d'une autre.

Voici une loi de la nature :

Il y a toujours une pomme pourrie—dans tout panier de fruits.

Cette pomme gâtée peut être bien cachée au milieu d'oranges, d'abricots et de fraises parfaitement mûrs.

De même, dans tout groupe de personnes, il y a toujours une âme malfaisante, une pomme pourrie, en quelque sorte, bien que son côté déliquescent se dissimule derrière une façade séduisante. C'est pourquoi vous pouvez vous laisser duper et ne découvrir la pourriture de cette pomme que lorsque vous mordez dedans. C'est là qu'elle se cache—et c'est là qu'elle fait mal.

Ainsi, faites preuve d'une extrême vigilance si vous voulez éviter d'être victime d'individus pourris.

Si vous avez réussi dans la vie et que vous jouissez d'un grand confort matériel, d'un imposant statut social et d'une bonne réputation, vous êtes beaucoup plus susceptible de vous faire exploiter, car votre réussite suscite la jalousie et la convoitise chez les pommes pourries.

Le « boomerage »

Lorsque l'on vous a trompé, dépouillé, escroqué, déçu, agressé ou menti, votre première réaction n'est-elle pas de vous venger ?

C'est tout à fait naturel. Vous avez une obsession immédiate—la vengeance.

Vous voulez que le coupable paie pour ce qu'il a fait. Vous croyez légitimement que la vengeance vous rendra justice, et qu'ainsi, vous vous sentirez mieux.

Autrement dit, vous laissez votre colère agir, pensant à tort que :

Ce qui est mauvais pour l'agresseur—est bon pour vous.

Ce n'est jamais le cas !

Les flammes de la colère vous consumeront d'abord… avant d'atteindre votre ennemi.

Les représailles ne feront que vous ronger de l'intérieur. Vous serez le premier à en payer le prix. C'est comme un boomerang—ou comme j'aime à l'appeler, un « boome*rage* »—qui vous frappe en retour.

La rancune est le fardeau le plus lourd que vous puissiez porter.

Et la rancune a un impact psychologique et physique profond : votre anxiété s'accroît, vos émotions se déchaînent, votre tension artérielle monte, vos vaisseaux sanguins se contractent, et vous avez des brûlures d'estomac.

Tout ce venin ne fait qu'aggraver votre état d'esprit et contribue à détériorer votre santé. « Lorsque nous haïssons nos ennemis, nous leur donnons du pouvoir sur nous : du pouvoir sur notre sommeil, notre appétit, notre santé et notre bonheur. Nos ennemis danseraient de joie s'ils savaient seulement à quel point ils nous tourmentent, nous lacèrent et se vengent de nous », écrivit le grand Dale Carnegie.

Comme le dit ce vieil adage :

Chercher à se venger, c'est comme avaler du poison… et s'attendre à ce que l'autre personne en meure !

Ne permettez à personne de vous empoisonner la vie. Bien que la vengeance puisse être une solution tentante pour calmer rapidement vos émotions, elle n'apportera la plupart du temps qu'un soulagement temporaire, suivi généralement d'une souffrance à long terme.

Sans compter que tout acte de vengeance est susceptible d'amorcer un cycle sans fin de représailles.

Veillez sur le N°1

Que faire lorsque la colère vous envahit ? Si vous vous livrez à des représailles, cela vous calmera peut-être sur le moment, mais vous nuira à terme.

La première chose à faire, c'est vous occuper de ce qui est le mieux pour vous.

Autrement dit :

Veillez en priorité sur le N°1—VOUS !

« Veiller sur le numéro 1, c'est vous efforcer consciemment de faire ce qui est bon pour vous, et d'accomplir les actes susceptibles d'améliorer votre bonheur et votre bien-être », conseilla le conférencier motivateur Robert J. Ringer.

Donc, votre objectif prioritaire est le suivant :

**Concentrez-vous sur ce qui est bon pour vous—
et non sur ce qui est mauvais pour votre ennemi.**

Ce qui est bon pour vous, ce n'est pas de faire payer le délinquant pour son infraction. Ce n'est pas de vous battre pour que justice soit faite, ni de faire tout ce que vous pouvez pour sortir vainqueur. Ce n'est rien de tout cela. Il ne s'agit pas d'un duel.

Au lieu de cela :

Utilisez votre cerveau—plutôt que vos émotions.

En évaluant la situation intelligemment, et en gardant votre objectivité, vous renforcez vos chances de vous sortir de toute situation injuste en obtenant le meilleur résultat possible—pour vous.

Si cela implique de ne pas prendre votre revanche sur le crétin ou l'escroc, qu'il en soit ainsi.

Gagner... une cicatrice

Scott, propriétaire de sa maison, surprend un cambrioleur armé d'un couteau, chez lui, en pleine nuit.

Furieux, il saute sur l'intrus, au lieu de le laisser prendre ce qu'il veut et partir. Dans la bagarre, le voleur lacère le visage de Scott, lui infligeant une longue et profonde blessure. En état de légitime défense, Scott sort une arme à feu et abat l'intrus.

Selon vous, quel est le plus grand perdant des deux : le voleur mort et enterré, ou Scott, vivant et bien portant, mais défiguré ?!

En ce qui concerne Scott, la mort du voleur ne lui apporte aucune consolation. Il gardera toute sa vie une cicatrice hideuse et bien visible sur le visage. Et il devra vivre avec le souvenir troublant d'avoir tué quelqu'un. Ce qui compte pour Scott, c'est son propre bien-être, pas celui de l'agresseur.

Voici l'un de mes dictons préférés :

Un dommage subi par votre ennemi—
est d'une importance négligeable pour vous—
aussi majeur soit-il.

Mais un dommage subi par vous —
est d'une importance majeure pour vous—
aussi négligeable soit-il !

Un parcours cahoteux

Un jour, il y a environ huit ans, je rentrais du travail et je roulais sur une autoroute qui était soudain devenue embouteillée. Nous avancions pare-chocs contre pare-chocs en raison d'un accident survenu environ un kilomètre plus loin.

Alors que j'approchais du point d'engorgement, un jeune conducteur au volant d'une Mustang rouge s'est mis à klaxonner impatiemment derrière moi, en dépit du fait qu'il voyait bien qu'il m'était impossible d'avancer ou de le laisser passer.

J'étais sur le point de dépasser la zone de l'accident et de m'engager sur la voie de l'autoroute à présent dégagée, lorsque le conducteur de la Mustang a accéléré et m'a fait une queue de poisson. Ce faisant, il a percuté la partie avant gauche de ma voiture, provoquant une grande entaille et la destruction d'un phare avant.

J'étais furieux. Je me suis dit : « *Quel fou ! Comment peut-on agir de manière aussi inconsidérée ?* »

Cependant, juste avant de sortir de ma voiture pour confronter ce dingue et déverser un flot d'invectives sur lui, je me suis souvenu de ma propre règle et me suis demandé : « *Qu'est-ce qui est bon pour moi ?* »

J'ai réalisé, en un éclair, que le fait de décharger ma colère sur cet inconnu incivilisé ne m'apporterait rien de bon. Je ne ferais que m'énerver davantage pour rien. Et vu sa façon de conduire, je risquais de me mettre en danger physiquement en le confrontant. Il pouvait n'être qu'un conducteur imprudent, *mais* il pouvait tout aussi bien être un fou furieux ou même un criminel. Il portait peut-être une arme ou un couteau. J'ai réfléchi à tout cela en quelques secondes, et je me suis tout de suite calmé !

Après avoir analysé la situation et m'être concentré sur ce qui était bon pour moi, j'ai identifié mes deux principaux objectifs : *rentrer chez moi sain et sauf, et faire réparer ma voiture rapidement.*

Lorsque le conducteur de la Mustang est sorti de sa voiture, il a rejeté la faute sur moi en hurlant d'un air insolent et en me reprochant de rester « assis là, sans bouger ». Je lui ai répondu calmement que nous devions tous deux déclarer notre version des faits à la police et permettre à nos compagnies d'assurance de régler le contentieux. J'ai désamorcé sa colère grâce à mon approche calme et non conflictuelle. Surpris par ma réaction, il a accepté.

Quarante minutes plus tard, j'arrivais chez moi sain et sauf. J'avais décidé de ne pas faire toute une histoire de cet accrochage, ni des dégâts sur ma voiture. *Après tout, cet incident n'était qu'une tempête dans un verre d'eau (Règle 9), une péripétie dont je ne me souviendrais plus six mois plus tard.*

Plus tard dans la semaine, ma compagnie d'assurance a conclu que je n'étais pas responsable de l'accident et a dûment réglé le litige avec la compagnie de l'autre conducteur. Et une semaine plus tard, ma voiture était de nouveau garée dans mon allée, remise à neuf.

Dans mon esprit, tout ce drame était déjà oublié. Et tout au long de cet épisode déplaisant, je n'ai subi aucun préjudice physique, mineur ou majeur, je n'ai pas perdu le sommeil et je n'ai pas développé d'ulcère de l'estomac. Tout s'est bien terminé.

Mais surtout, mon objectif prioritaire a été atteint : le N°1 a été préservé !

Donc, ne cédez jamais à la tentation d'assouvir votre soif de vengeance.

Ne vous vengez pas—faites encore mieux !

RÈGLE 23

dans une coquille de perle

Ne vous vengez pas, soyez intelligent !

Faites ce qui est bon pour vous,
et non ce qui est bon pour votre colère

- *Chercher à se venger, c'est comme avaler du poison…*
  et s'attendre à ce que l'autre personne en meure !
- *Les flammes de la rage vous consumeront d'abord*, avant d'atteindre votre ennemi
- *Concentrez-vous sur ce qui est bon pour vous—et non sur ce qui est mauvais pour votre ennemi*
- *Un dommage subi par votre ennemi* est d'une importance négligeable pour vous—aussi majeur soit-il
  Mais un dommage subi par vous est d'une importance majeure pour vous—aussi négligeable soit-il !
- *Occupez-vous du N°1—VOUS*
- *Ne vous vengez pas—faites mieux que ça !*
  Utilisez votre cerveau, pas vos émotions

RÈGLE UNIVERSELLE

24

AYEZ TOUJOURS UN FILET DE SÉCURITÉ— JUSTE AU CAS OÙ !

La sagesse du plan B

C'est grave, mais pas si grave que ça

Tout au long de notre vie, nous faisons des projets.

Nous décidons *où* nous voulons aller, *ce* que nous voulons faire et avec *qui* nous voulons être. Nous élaborons un grand plan pour notre trajectoire de vie. Et nous imaginons en détail à quoi cela ressemblera lorsque nous parviendrons enfin à obtenir ce que nous avions planifié.

Mais les plans les mieux conçus peuvent échouer. Souvent, les choses ne se déroulent pas comme nous l'avions prévu. En fait, les choses se déroulent rarement tel que prévu.

« L'homme planifie ; Dieu rit ! », rappelle un proverbe Yiddish.

Nous avons tous un magnifique plan A, notre vision idéale de la façon dont devraient se dérouler les évènements, même si cela n'est pas toujours réaliste. Mais quand ce plan déraille soudainement et doit être remplacé immédiatement, nous devons pouvoir compter sur un solide plan B qui attend sagement en coulisses.

Même si le plan B n'est pas aussi bon que le plan A, le fait de l'avoir à portée de main nous procure un sentiment de sécurité et de confiance dans l'avenir. Il s'agit de notre plan d'urgence, qui peut potentiellement nous sauver.

Lorsque les enjeux sont importants pour vous, que ce soit au niveau familial, professionnel ou financier, n'est-il pas réconfortant de savoir que vous disposez toujours d'une stratégie de secours ?

Par conséquent, pour tout ce qui importe vraiment dans votre vie, le fait d'avoir une alternative vous permettra de rebondir si vos espoirs initiaux sont déçus.

Si cela arrive, ce ne sera pas si grave !

Muni d'un plan B, vous êtes comme un artiste de cirque qui évolue au-dessus d'un filet de sécurité, avec une corde attachée fermement à sa ceinture. S'il manque son coup, il ne risque pas sa vie pour autant. Ces mesures de sécurité lui procurent une alternative sûre, un plan B.

La formule du « juste au cas où »

En 1979, une vingtaine de jeunes artistes ont monté une troupe de théâtre de rue à Baie-Saint-Paul, une petite ville du Québec.

Ils ont créé des personnages fascinants, fantastiques et vêtus d'habits multicolores, qui dansaient, jouaient de la musique, jonglaient, marchaient sur des échasses et crachaient du feu. Et ils décidèrent de s'appeler *Le Cirque du Soleil.*

À partir de ce moment, la petite troupe a rencontré un énorme succès, jusqu'à devenir une grande entreprise, mondialement connue, de spectacles vivants. Il s'agit là d'une réalisation exceptionnelle en soi.

Mais ce qui est encore plus remarquable au sujet du Cirque du Soleil, c'est son bilan extraordinaire en matière de sécurité. Employant environ quatre mille personnes, dont quelque mille trois cents artistes, et après avoir présenté des dizaines de milliers de spectacles dans 450 villes et plus de 60 pays à travers le monde, le Cirque du Soleil n'a jamais eu à déplorer un seul accident mortel sur scène, au cours de ses trente premières années d'existence.

Comment cette organisation a-t-elle réussi à obtenir un résultat aussi incroyable ?

À son siège international et dans ses camps d'entraînement de Montréal, le Cirque du Soleil a réuni ses meilleurs experts et les a chargés d'élaborer une stratégie globale de sécurité. Il en a résulté un ensemble de lignes directrices extrêmement méticuleuses, visant à garantir une protection optimale aux artistes.

Ces mesures de sécurité étaient basées sur la formule « juste au cas où ».

Par exemple, en cas de rupture d'un harnais ou de dysfonctionnement d'un câble, un mécanisme de secours permet de faire redescendre l'artiste sur scène en toute sécurité—*juste au cas où*. Pendant les cascades, les artistes portent des oreillettes afin de pouvoir entendre clairement les éventuelles consignes de sécurité—*juste au cas où*. Des airbags spéciaux sont placés au-dessus des filets de sécurité pour protéger davantage les artistes, qui risquent de chuter parfois d'une vingtaine de mètres de hauteur. De plus, ces airbags peuvent se gonfler et se dégonfler individuellement. Et en cas de panne de courant, chacun d'eux possède sa propre alimentation électrique—*juste au cas où*.

Autrement dit, le Cirque du Soleil avait conçu un plan B pour le moindre mouvement, la moindre chute et le moindre problème d'équipement.

La formule « juste au cas où » a fonctionné à merveille pour le Cirque du Soleil durant ses trente premières années d'existence. Elle peut faire de même pour vous.

Vous êtes en pleine forme si vous avez un plan B…
et en grand péril si vous n'en avez pas.

Une seule option n'est pas une option

« Ne mettez pas tous vos œufs dans le même panier », dit le proverbe.

Ainsi, par exemple :

- *Évitez de dépendre uniquement d'un seul « emploi »*

  Même si vous avez un emploi qui vous satisfait, la conception d'un plan B peut s'avérer cruciale.

  Si votre entreprise montre des signes d'instabilité ou modifie ses pratiques en matière de recrutement et de licenciement, vous feriez bien de conserver un CV à jour prêt à être envoyé—*juste au cas où*. En cas de vague de licenciements ou de rachat de l'entreprise, vous aurez un plan B en réserve.

- *Évitez de dépendre uniquement d'une seule « personne »*

  Lorsque vous être trop dépendant d'un individu en particulier, qu'il s'agisse de votre médecin, de votre aide-ménagère, d'un ami ou d'un voisin, vous vous rendez vulnérable. Vous avez besoin d'un certain nombre de personnes vers lesquelles vous pouvez vous tourner en cas de besoin.

  Par exemple, si vous employez une personne qui vous est personnellement indispensable, comme un aide-soignant ou une garde d'enfants, envisagez de recruter deux individus travaillant à mi-temps. Cela ne vous coûtera pas plus cher, et vous disposerez d'une solution d'urgence—*juste au cas où* l'une de ces personnes tomberait malade ou démissionnerait. De même, si vous n'êtes pas satisfait d'une relation d'affaires, commencez à planifier une stratégie de sortie ou à chercher une autre option—*juste au cas où*.

Cette nécessité de prévoir un plan de rechange s'applique même aux amis. Si vous voulez aller au cinéma ou sortir dîner et que votre ami se désiste, n'est-ce pas formidable de savoir que vous pouvez appeler quelqu'un d'autre ?

- *Évitez de dépendre uniquement d'une seule « option »*

Comme dans la vie, évitez de dépendre d'une seule option, que ce soit dans les affaires ou dans les investissements.

Par exemple, si vous avez placé la plus grande partie de vos économies dans des actions boursières, diversifiez-vous en déplaçant une partie de ces fonds vers des investissements plus sûrs. Ceux-ci pourront être moins attrayants en termes de gains, mais seront plus fiables—*juste au cas où.*

Une salle d'opération dotée d'un filet de sécurité

Ma clinique dispose d'une salle d'opération très bien équipée.

Durant mes interventions chirurgicales, qu'elles soient simples ou complexes, *je n'utilise pas d'anesthésie générale.* J'ai en effet opté pour une approche sophistiquée consistant à administrer une anesthésie locale, doublée d'un type de sédation spécial et efficace. C'est un choix personnel. Cette technique permet aux patients d'être totalement endormis et de ne ressentir aucune douleur durant l'opération, mais tout en continuant à pouvoir respirer par eux-mêmes, sans devoir être intubés.

Dans notre salle d'opération, nous disposons de nombreux systèmes de surveillance sophistiqués qui nous permettent de suivre, sur de multiples écrans, toutes sortes de signes cliniques vitaux, notamment la saturation en oxygène, la pression artérielle, le rythme cardiaque, la température corporelle, etc. Nous possédons également un système équipé d'électrodes sensibles, que l'on place sur le front du patient pour surveiller et évaluer précisément la profondeur de la sédation durant l'intervention. Ce dispositif permet même de détecter instantanément si le client endormi commence à ressentir la douleur !

En outre, l'équipement de notre salle d'opération repose sur un concept spécial « deux pour un » : tous les appareils et instruments ont un double de rechange.

Autrement dit, tout est prévu en double.

Par exemple, nous possédons deux moniteurs pour vérifier l'oxygénation sanguine, comme d'ailleurs pour tout le reste. Ainsi, par exemple, si un patient bouge une main et détache l'électrode d'oxygène sensible, l'électrode de secours située dans l'autre main fonctionnera toujours.

De même, tout instrument chirurgical ou tout autre appareil a un double identique, en cas de perte ou de panne.

Il s'agit de notre plan B pour la salle d'opération : nous disposons d'un filet de sécurité pour chaque équipement—juste au cas où.

Ce concept de duplication s'applique également au personnel. Chaque infirmière et chaque technicien travaillant en salle d'opération peut être potentiellement remplacé, au cas où il ou elle ne pourrait pas venir travailler.

Ce concept s'applique même à moi ! Le Dr Amanda Fanous, chirurgienne accomplie et professeure d'université, qui s'avère également être ma fille et ma partenaire, peut à tout moment me remplacer—*juste au cas où !*

RÈGLE 24

dans une coquille de perle

Ayez toujours un filet de sécurité— Juste au cas où !

La sagesse du Plan B

- *Ne mettez pas tous vos œufs dans le même panier*
  Dans la vie, les choses ne se déroulent pas toujours comme on s'y attend
- *Quand une chose compte beaucoup pour vous,* ayez toujours un filet de sécurité—*juste au cas où !*
- *Vous êtes en pleine forme* si vous avez un Plan B, et *en grand péril* si vous n'en avez pas

RÈGLE UNIVERSELLE

25

L'APPARENCE COMPTE

Pour vous, pour les autres
et pour tout ce qui vous entoure

Une apparence soignée

Dans notre culture, l'apparence est la façon dont vous vous présentez au monde. C'est la première chose que les autres perçoivent de vous. Et vous serez, dans un premier temps, jugés en fonction d'elle.

Lorsque vous vous levez le matin et que vous vous préparez pour la journée, que faites-vous habituellement pour soigner votre apparence ? La plupart des gens prennent une douche, se coiffent et choisissent une tenue. Est-ce une routine insignifiante ? Une habitude superflue ? Non, c'est essentiel.

Votre apparence générale—
détermine la façon dont le monde vous perçoit.

Pas étonnant donc de voir à quel point l'apparence est valorisée dans le monde du spectacle, de la politique, ainsi que dans toutes les autres interactions humaines.

Les indices non-verbaux, communiqués visuellement, influent sur nos chances dans la vie. Il a été prouvé que, lorsque l'on rencontre une personne, nous déterminons, en une fraction de seconde, si celle-ci est sûre d'elle, fiable, compétente ou sympathique. Avant même de l'avoir saluée, une décision a déjà été prise.

Présenter une apparence générale attrayante—en étant soigné et bien habillé—impressionne automatiquement les gens. Eleanor Roosevelt, par exemple, faisait partie des femmes les plus admirées au monde. Même si elle n'était pas d'une beauté classique, son apparence générale était toujours impeccable, mise en valeur par sa prestance et sa dignité.

Votre apparence globale a un impact puissant sur les autres—
tout comme leur aspect a un impact sur vous

Faites donc l'effort de vous mettre en valeur chaque jour.

Une coiffure seyante, voire une coloration, peuvent considérablement améliorer votre apparence. Vos cheveux encadrent et mettent en valeur votre visage, tout comme un joli cadre vient compléter un tableau.

De même, une tenue élégante favorise votre apparence, tout comme un bel emballage valorise un cadeau. Des vêtements de qualité, dans des couleurs qui vous vont bien, peuvent vous faire paraître plus attirant et plus jeune de quelques années. Et quels que soient vos goûts en la matière, veillez à toujours être soigneusement et harmonieusement vêtu.

Si vous êtes une femme, pensez à vous maquiller, même de façon subtile. Les femmes ont la chance de bénéficier de cette possibilité. C'est l'une des raisons pour lesquelles elles sont beaucoup plus attrayantes que les hommes lors des mariages ou sur les photos officielles. Mais n'attendez pas une grande occasion pour vous mettre en valeur. Le fond de teint, le blush, le fard à paupière, le mascara et le rouge à lèvres, de préférence de qualité biologique, peuvent rendre une femme plus attrayante et la rajeunir. Même un maquillage léger peut faire une différence.

Enfin, le sourire est un signe universel de chaleur et d'accessibilité qui renforce l'attrait. Le sourire permet également de paraître plus jeune, car il rehausse et comble les joues, faisant ainsi disparaître des années de votre visage.

Toutes ces astuces simples peuvent améliorer votre apparence sans recourir à un lifting du visage !

Au travail et hors du travail : qu'est-ce qui fonctionne ?

Si vous souhaitez paraître crédible dans votre rôle de comptable, d'avocat, d'homme d'affaires, d'enseignant ou de chef cuisinier, habillez-vous en conséquence.

Comme nota l'auteure Bianca Frazier :

> **« Habillez-vous de la façon dont vous voulez qu'on s'adresse à vous ! »**

Votre tenue doit être en adéquation avec les traditions et l'évolution des normes dans votre profession. Vous avez un rôle à jouer, et vous devez le jouer à fond. Cela implique de porter les vêtements adéquats et de soigner votre présentation.

Feriez-vous confiance à un médecin en short, sandales et débardeur ? Je ne le pense pas. Vous préféreriez confier votre bien-être physique à un praticien vêtu d'un costume et d'une blouse blanche impeccable.

De même, que diriez-vous d'un plat préparé par un chef arborant casquette et t-shirt ? Ne préféreriez-vous pas un repas cuisiné par un chef vêtu d'une veste de cuisine impeccable, et la tête couverte d'une toque blanche ?

Même en dehors du travail, vous devriez vous habiller de manière adéquate pour tout évènement de la vie sociale, qu'il soit de nature formelle ou décontractée. Combien de fois, lors d'un mariage ou d'une fête de baptême, avez-vous été choqué en voyant un invité arriver en chaussures de sport ? En revanche, si vous portez un costume cravate lors d'une croisière en pleine journée, vous semblerez décalé.

Il est important de s'habiller de façon correcte et appropriée pour chaque évènement et occasion. Vous ne savez jamais qui vous pourriez rencontrer.

Et vous ne voudriez pas gâcher cette importante première impression.

Même votre environnement compte

L'espace physique autour de vous, que ce soit au travail ou à domicile, affecte également la façon dont les gens vous perçoivent et vous jugent.

Par exemple, un bureau bien rangé et d'aspect professionnel communique une impression positive à vos collègues et à vos clients. Il laisse entendre que vous êtes organisé et méticuleux dans votre travail.

À l'inverse, un salon négligé où traînent des vêtements sales, de vieilles boîtes de pizza et des bouteilles de bière vides reflète une image négative concernant votre propreté et votre estime de vous-même auprès de vos amis.

Le fait d'être ordonné dans votre espace de vie et de travail a également un effet sur vous-même. Et un espace propre et rangé vous permet de mieux organiser vos affaires et de garder l'esprit clair.

Un environnement impeccable réduit votre niveau de stress.

En résumé : que ce soit au travail, chez vous, dans votre voiture ou même dans le casier de votre salle de sport, votre environnement vous représente.

Il fait partie de l'ensemble !

Le test du « miroir du matin »

Notre apparence a un côté physique. Et celui-ci est beaucoup plus complexe à analyser et à expliquer qu'on ne pourrait le penser.

J'aimerais commencer par vous poser une simple question :

Que ressentez-vous lorsque vous vous regardez dans le miroir le matin ?

Rien n'est plus révélateur que cette rencontre quotidienne avec votre reflet.

Si vous éprouvez un sentiment positif, ou même neutre, par rapport à votre image, tant mieux ! Il n'y a aucun problème. Vous vous acceptez tel que Dieu vous a créé. C'est une bénédiction. Félicitations. Vous pouvez allègrement sauter le reste de ce chapitre.

Mais si vous n'êtes pas satisfait de l'image que vous renvoie le miroir, poursuivez votre lecture. Vous faites partie d'une proportion significative de la population mécontente de son apparence physique.

Dans mon cabinet de chirurgie esthétique, les patients viennent me consulter pour des problèmes très divers, entre autres des bajoues affaissées, des rides, des paupières tombantes, un nez trop grand, une poitrine plate ou des courbes disgracieuses. Cette insatisfaction s'aggrave généralement, et mine l'estime de soi.

Nous sommes souvent nos pires détracteurs. Tout au long de notre vie, nous pouvons à un moment ou à un autre nous sentir complexés ou nous inquiéter de notre apparence. On pense : Suis-je trop gros, trop maigre, trop vieux, trop ridé ou trop quoi que ce soit ? Ces ridules qui s'installent autour de mes yeux et de ma bouche, ou ces cheveux gris sur mes tempes, me préoccupent-ils ?? Suis-je gêné par ce nez trop imposant ou ces poches sous les yeux ? Ou encore par cette peau flasque et ces bourrelets superflus au niveau du cou et du ventre ?

Nous pouvons nous demander : *Pourquoi ne sommes-nous pas plus beaux ? Pourquoi notre corps travaille-t-il contre nous ? Comment paraître plus jeune de dix ans ?* Et, en prenant de l'âge, nous sommes nombreux à nous rendre compte que nous avons l'air fatigué et triste alors que nous ne sommes ni fatigués, ni tristes.

Mais nous pouvons aussi bien nous dire qu'il est vain de chercher à améliorer notre apparence physique. Nous réprimons donc ces pensées négatives.

Et nous faisons en sorte de ne pas penser à nos imperfections et de vivre avec.

Êtes-vous vaniteux ? Si oui, vous n'êtes pas seul

La vanité semble être un défaut particulièrement mal vu.

Les personnes vaniteuses sont stigmatisées et passent pour être superficielles, idiotes et incapables d'entreprendre des activités sérieuses. La société et l'héritage culturel nous poussent à croire que, pour être respectables et dignes, nous ne devons pas nous préoccuper de notre apparence physique.

Pourtant, la vanité est dans notre nature et est inscrite dans sa psyché.

Nous sommes tous vaniteux—mais de différentes manières.

Certains d'entre nous sont suffisamment lucides pour le reconnaître et le gérer, tandis que d'autres en sont affectés et se montrent embarrassés et hésitants. Certains d'entre nous sont assez courageux pour l'admettre, tandis que d'autres ne le sont pas.

Tous ces doutes à propos de nous-mêmes sont inutiles. Après tout, qui parmi nous ne veut pas paraître à son avantage ? Pourquoi une personne, homme ou femme, ne pourrait-elle pas souhaiter être aussi attrayante que possible ?

Si certains ne sont pas vaniteux concernant leur apparence, ils peuvent l'être dans d'autres aspects de leur vie.

Qu'est-ce qui peut bien nous pousser à porter des vêtements de marque ou à conduire des voitures de luxe ? La vanité, bien sûr.

Et en quoi se différencient ces deux femmes : l'une a recours à un lifting pour être plus jolie, et l'autre se maquille, porte des bijoux, se parfume et se fait coiffer à la mode pour… être plus jolie, elle aussi !

De nombreux comportements considérés comme normaux ne sont rien d'autre que de la vanité déguisée.

Nous sommes tous vaniteux, mais de différentes manières.

Le sophisme du « Mars et Vénus »

Beaucoup d'entre nous ont tendance à penser que les femmes sont plus vaniteuses que les hommes. C'est faux.

La réalité, qui m'a été maintes fois confirmée au cours de ma carrière, c'est que les hommes sont aussi vaniteux que les femmes, mais d'une façon quelque peu différente.

Traditionnellement, les femmes se soucient davantage de leurs tenues vestimentaires et sont naturellement attirées par les bijoux, les robes, les chaussures et les parfums.

Les hommes sont généralement plus préoccupés par leur masculinité apparente, leur forme physique et la densité de leur chevelure. Il n'est peut-être pas considéré comme étant viril de se soucier de son apparence, mais les hommes le font quand même. Ils tendent également à valoriser davantage des symboles de statut social, tels que les voitures, les montres et les vêtements de marque, ainsi que les portefeuilles d'investissements.

Cependant, au XXIème siècle, les frontières traditionnelles qui distinguent les hommes des femmes sont de plus en plus floues !

Que feriez-vous à leur place ?

Vous souciez-vous des remarques des gens à propos de votre nouvelle coupe de cheveux ou de votre récente injection de Botox ? Craignez-vous d'être perçu comme une personne vaniteuse ou superficielle ?

Si c'est ce que vous ressentez, voici des exemples concernant deux de mes anciennes patientes qui vous intéresseront.

La première, Olivia, âgée d'une cinquantaine d'années, envisageait une opération pour ses paupières tombantes. Lors de la consultation, elle était accompagnée de son fils, qui considérait qu'il était ridicule de la part de sa mère de recourir à une telle intervention. À trente ans, il ne comprenait pas vraiment ce que vieillir signifiait. Pour lui, toute personne de plus de quarante ans était trop âgée pour se préoccuper de son apparence, et à cinquante ou soixante ans, elle devrait simplement se résigner. L'idée que sa mère âgée puisse souhaiter devenir plus séduisante était absurde à ses yeux. Il la trouvait parfaite telle qu'elle était.

Il ne comprenait pas qu'Olivia, sa mère, avait toujours une vie à part entière, et avait encore besoin d'attention, d'intimité et d'amour.

Ma seconde patiente, Emma, venait d'avoir vingt ans, et désirait subir une rhinoplastie et une augmentation mammaire. Elle avait demandé à ses parents de l'aider à financer ses opérations. Mais ceux-ci considéraient son désir comme un signe d'immaturité. Ils reconnaissaient tous deux qu'Emma avait un nez un peu trop gros et une poitrine un peu trop plate, mais qu'importe ? Ils aimaient leur fille telle qu'elle était. Inquiets d'éventuelles complications post-opératoires, ils estimaient qu'il était de leur devoir, en tant que parents, de s'opposer à ces interventions.

Ce que ses parents n'avaient pas compris, c'est que leur fille était de cette génération qui valorise considérablement l'apparence physique, et baignait dans une culture où les réseaux sociaux incitent d'autant plus à la comparaison. Ses parents n'avaient jamais été confrontés au jeu quotidien de la compétition et de la comparaison auquel se livrent de nos jours les étudiants. Ils ne réalisaient pas qu'Emma, qui était toujours une enfant à leurs yeux, avait grandi, et qu'elle désirait ardemment être admirée. Ils ne pouvaient s'imaginer combien il peut être angoissant pour une personne de l'âge de leur fille de passer des nuits agitées à cause de problèmes liés à son apparence physique. Ils ne pouvaient comprendre que les jeunes gens de la génération d'Emma étaient soumis à une énorme pression pour devenir plus compétitifs, plus performants et se classer parmi les meilleurs dans tous les domaines—éducation, carrière, revenus… et apparence physique.

Ils ne l'ont peut-être pas compris, mais je suis parvenu à leur faire entendre raison, en les invitant à se mettre à la place de leur fille.

Le phénomène de « l'apparence change la vie »

En tant que chirurgien, j'ai opéré des dizaines de milliers de patients, et j'ai pu constater par moi-même le fort impact que la chirurgie esthétique avait eu sur leur vie.

J'ai été témoin d'innombrables cas de patients dont la vie a été transformée une fois leur apparence améliorée. Ils sont passés de la détresse à l'exaltation, et d'une faible estime de soi à une confiance restaurée. L'impact n'était pas uniquement psychologique, mais se manifestait aussi concrètement dans la vie réelle.

Une apparence améliorée… améliore une vie.

Nombre de mes patients ont connu *un revirement de situation positif* dans leur vie.

Des hommes et des femmes d'une vingtaine ou d'une trentaine d'années, qui n'avaient jamais suscité d'intérêt chez des personnes du sexe opposé, ont soudain attiré l'attention suite à une opération du nez, une liposuccion ou une augmentation mammaire.

Des femmes mariées et mères de famille qui se plaignaient que leur mari, trop occupé, ne faisait plus attention à elles, sont redevenues désirables après un lifting du visage ou une plastie abdominale.

Des hommes divorcés qui avaient cessé de se soucier de leur apparence physique durant leurs années de mariage, et qui étaient à nouveau à la recherche d'une partenaire, ont vu la chance tourner en leur faveur suite à une opération des paupières ou un mini-lifting du visage.

Des personnes travaillant en contact avec le public, par exemple dans la vente ou dans l'accueil, et qui, prenant de l'âge, voyaient leur carrière menacée par l'arrivée des jeunes générations, avaient bénéficié d'une seconde chance suite à des injections faciales ou à des traitements cutanés.

Même parmi les célébrités, cet impact bénéfique est reconnu. Jane Fonda confia un jour que sa chirurgie plastique lui avait permis de travailler une décennie de plus à Hollywood, et de recevoir d'innombrables propositions de rôles.

En résumé :

Notre apparence affecte tout le monde—
tout comme l'apparence de tout le monde nous affecte.

Après les stars de l'écran, les personnes les plus soucieuses de leur apparence sont les politiciens. Selon vous, qu'est-ce qu'un politicien doit posséder avant tout pour persuader les gens de voter pour lui ? L'intelligence ? L'expérience ? L'honnêteté ? La capacité à diriger ?

Toutes ces qualités sont essentielles. Mais le charisme est sans doute le facteur le plus important. Et ce charisme tient en partie à l'apparence physique du politicien. Les électeurs, dans leur grande majorité, sont peu versés en politique étrangère et en économie. Ils n'ont généralement pas l'opportunité de rencontrer les candidats en personne, de vérifier leurs qualifications ou d'évaluer leur éthique professionnelle. Alors, comment choisissent-ils leurs représentants ? Ils se fient principalement à ce qu'ils voient d'eux à la télévision : leur façon de parler, d'agir, et leur apparence.

John F. Kennedy, l'un des présidents les plus populaires de l'histoire des États-Unis, avait compris l'importance de l'apparence physique, et veillait à soigner son image en toute circonstance.

Le compteur de bonté

« Il est étonnant de voir à quel point est complète l'illusion que la beauté est la bonté », déclara un jour le romancier russe Léon Tolstoï.

En effet, des études ont montré que les belles personnes sont traitées plus favorablement. « Les hommes et les femmes au physique avantageux sont généralement considérés comme plus talentueux, plus gentils, plus honnêtes et plus intelligents que leurs pairs au physique moins attrayant », affirmait le Dr Gordon Patzer, un spécialiste des effets de l'attirance physique.

Même la monarchie l'a reconnu. « Un visage agréable est la meilleure des lettres de recommandations », a décrété la Reine Elizabeth I au XVIème siècle.

Donc, voici un autre de mes dictons :

Les gens sont jugés sur leur apparence—
comme un livre est jugé sur sa couverture.

L'apparence paie-t-elle ?

La beauté et la jeunesse sont interdépendantes, car toutes deux projettent une image de santé et de succès. Ceci étant dit, on peut se demander si la beauté offre également des avantages sur le plan financier.

La triste vérité—c'est que c'est effectivement le cas !

Cela peut paraître insignifiant, et beaucoup de personnes ne l'admettront pas, mais la beauté physique est un atout non seulement sur le plan des relations amoureuses et amicales, mais également en termes d'opportunités professionnelles.

Sous la direction de Daniel Hamermesh, des économistes de l'Université du Texas, à Austin, ont mené des enquêtes pour déterminer la corrélation entre la beauté, les revenus et le bonheur. Ils ont démontré que les personnes attrayantes sont plus heureuses, ont tendance à gagner davantage et à épouser des personnes également attirantes.

Ce qui arrive en premier… passe en premier

La première impression compte réellement lorsqu'il s'agit d'une rencontre initiale, comme un rendez-vous galant, un entretien d'embauche ou une rencontre sociale.

En moins d'une seconde après avoir rencontré un inconnu, nous estimons, à tort ou à raison, s'il est intelligent, performant, charmant, austère, agressif, introverti, digne ou indigne de confiance.

L'apparence peut être plus importante que la personnalité—lorsque l'on rencontre quelqu'un *pour la première fois.*

Et cette première impression a une influence déterminante sur notre décision de donner ou non à cet inconnu une chance de nous connaître davantage !

Pourquoi l'apparence constitue-t-elle un tel point de basculement en ce qui concerne les premières impressions ? La réponse est à la fois intéressante et pleine de bon sens :

L'apparence physique est le moyen le plus facile et le plus rapide de juger un étranger !

Aussi erroné que puisse être ce jugement, il est rapide et sans effort, donc tentant et pratique.

Il est surprenant de constater à quel point nous avons tendance à nous faire une opinion instantanée sur une personne, que ce soit sur sa personnalité, ses compétences professionnelles ou son caractère—simplement en la regardant. Et cela est également vrai lors de nombreuses occasions importantes de notre vie—un premier rendez-vous, un entretien professionnel ou une réunion d'affaires.

Bien entendu, en côtoyant des personnes pendant des mois ou des années, nous finissons par les voir telles qu'elles sont réellement.

Malheureusement, dans la grande majorité des cas, les gens que l'on ne connaît pas déjà ne bénéficient pas de ce laps de temps supplémentaire. La chose la plus sensée et appropriée à faire lorsque l'on rencontre une personne pour la première fois, c'est au moins de différer notre jugement en attendant de mieux la connaître. Mais nous ne le faisons pas !

Un physique peu flatteur nous désavantage auprès d'inconnus que nous rencontrons pour la première fois. Est-ce injuste ? Sans doute, mais c'est la réalité.

Votre apparence reflète-t-elle ce que vous ressentez ?

Revenons au miroir.

Lorsque vous voyez votre reflet, ce dernier correspond-il à ce que vous ressentez ?

Si la réponse est *oui*, vous n'avez aucun problème. Vous êtes authentique.

En revanche, si la réponse est *non*, vous avez ce que j'appelle une « fausse expression ». Il est compréhensible d'avoir l'air fatigué et triste lorsque vous l'êtes réellement. Cependant, si vous avez l'air triste et fatigué, en colère ou endormi, alors que vous ne l'êtes pas, vous avez un problème. Vous projetez une image erronée de vous-même.

Voici une histoire que j'ai vécue.

Peu après avoir ouvert mon cabinet de chirurgie esthétique, j'ai reçu en consultation une patiente d'environ trente ans, nommée Cheryl.

En la voyant entrer dans la salle d'examen, j'ai pensé qu'elle était venue pour un lifting du visage. Mais ce n'était pas le cas. Sa requête principale m'a surpris.

« Docteur, j'ai un air triste. Pouvez-vous faire quelque chose pour ça ? »

En examinant Cheryl, j'ai dû admettre que son expression faciale au repos lui donnait vraiment un air mélancolique. J'étais déconcerté. J'avais eu la chance de me former à Boston aux côtés de l'éminent chirurgien plastique Richard Webster, professeur à l'université d'Harvard. J'avais appris comment modifier des visages, mais pas comment changer leurs expressions.

En examinant Cheryl une seconde fois, et après avoir analysé son visage, j'en suis arrivé à la conclusion que son air triste était principalement dû à ses paupières tombantes et aux coins affaissés de sa bouche.

Ce jour-là, j'ai mis le doigt sur un sujet important dans le domaine de la chirurgie plastique du visage : *la fausse expression.* L'année suivante, j'ai étudié toutes sortes d'expressions faciales et j'ai fini par écrire un article scientifique sur une approche innovante appelée « plastie de l'expression »—l'art d'analyser les fausses expressions et de concevoir les moyens de les inverser.

Depuis lors, il est devenu évident pour moi que, lorsqu'on regarde un visage, il ne faut pas uniquement considérer les traits, mais également les expressions.

La beauté n'est pas ce que vous pensez

En 2014, j'ai été invité à participer à une conférence internationale sur la chirurgie esthétique, à Las Vegas, durant laquelle j'ai donné une présentation intitulée « Qu'est-ce que la beauté ? »

Mon public était composé de chirurgiens plasticiens et esthétiques, qui s'attendaient à ce que je leur parle des règles et des principes mathématiques qui se cachent derrière la beauté physique. Mais le contenu de ma présentation a surpris la plupart d'entre eux.

« Dans son chef-d'œuvre de 1859, *L'origine des espèces*, Darwin expliquait que l'évolution était loin d'être un processus aléatoire. Selon lui, l'évolution est fondée sur la reproduction et la perpétuation de la race humaine à travers la valorisation de la fertilité », ai-je commencé.

« Je vous pose cette question : est-ce une coïncidence si les hommes sont attirés par les femmes susceptibles d'être très fécondes—c'est-à-dire des femmes jeunes à la poitrine généreuse (maintenant, on sait pourquoi !), et qui présentent un faible rapport hanche-taille ? Et est-ce un hasard si les femmes sont attirées par les mâles très fertiles qui sont jeunes, grands, musclés, riches et prospères—autrement dit, des hommes également susceptibles de protéger et nourrir leur descendance ? »

J'ai repris : « Croyez-le ou non, la beauté humaine n'est pas l'œuvre d'art glamour que vous pensiez. Ce qui rend les gens beaux, ce n'est pas la perfection mathématique. Ils sont beaux simplement parce que nous les percevons comme tels. »

En d'autres termes :

**« La beauté humaine n'est rien de plus qu'une perception—
et cette perception est programmée par l'évolution. »**

Puis, j'ai conclu ainsi :

**« Ce que nous voyons comme beau—
c'est ce que la Nature veut que nous voyions comme beau ! »**

Extérieur versus intérieur

Grâce aux progrès de la médecine et à une meilleure hygiène de vie, notamment une alimentation saine et la pratique d'exercices physiques, notre espérance de vie globale a augmenté.

Toutefois, cela a également engendré un problème..

**Notre corps reste relativement plus sain et plus jeune…
mais pas notre visage.**

Cela s'explique par le fait que nous sommes en meilleures santé et condition physique que nos parents et nos grands-parents au même âge.

En conséquence, nous pouvons avoir un visage qui reflète notre âge réel, tandis que notre corps paraît plus jeune, avec les sentiments et les besoins qui lui correspondent !

Autrement dit, en raison de l'amélioration de notre forme physique, *notre visage paraît plus âgé que notre corps.*

Lorsque l'on a quarante ou soixante ans,
notre visage a aussi l'air d'avoir quarante ou soixante ans…
mais pas notre corps !

Ainsi, notre âge apparent peut ne pas correspondre à ce que nous ressentons ou à l'état physique ou psychologique dans lequel nous nous trouvons réellement.

Et cela entraîne un autre problème.

Au fur et à mesure que nous vieillissons, il peut s'opérer une déconnexion entre :

Notre apparence extérieure…
et nos sentiments intérieurs !

C'est pourquoi de nombreuses personnes optent pour des injections et des interventions de chirurgie esthétique, afin que leur apparence physique reflète leur jeunesse de corps et d'esprit.

Les traitements esthétiques en valent-ils la peine pour vous ?

Une croyance populaire veut que les gens soucieux de leur apparence physique, ou recourant à la chirurgie esthétique, sont soit des acteurs de cinéma, soit des personnages excentriques.

C'est totalement faux.

Au fil des ans, après avoir réalisé des dizaines de milliers d'opérations de chirurgie esthétique et d'injections, j'ai constaté que la plupart des personnes souhaitant améliorer leur apparence avaient tendance à être perfectionnistes, ambitieuses et courageuses. Et elles sont issues de tous les horizons professionnels et de toutes les couches de la société.

Devez-vous opter pour des injections esthétiques ou une intervention chirurgicale ?

Tout dépend de votre test du « miroir du matin ».

Si vous êtes satisfait de l'image que vous renvoie le miroir, vous n'avez évidemment pas besoin de recourir à un quelconque traitement.

Mais si vous n'êtes pas totalement satisfait de votre apparence, vous pourriez envisager des interventions mineures telles que les injections de comblement ou le Botox. Vous pourriez également opter pour un traitement léger au laser ou pour d'autres interventions non invasives.

Enfin, si vous n'êtes pas du tout satisfait de votre apparence, vous pouvez songer à recourir à des chirurgies peu invasives, telles qu'un lifting des paupières ou un mini-lifting du visage.

Plusieurs des approches innovantes que j'ai publiées dans des revues de chirurgie plastique, et que j'ai détaillées lors de conférences médicales, sont pour la plupart fondées sur des techniques de mini-incisions et de mini-dissection (chirurgie légère). « Moins, c'est plus » a toujours été ma devise, pour tout ce qui concerne les interventions de chirurgie esthétique, y compris la rhinoplastie, les liftings du visage, les liftings du front et les augmentations mammaires. Des résultats satisfaisants et naturels, avec moins d'incisions, moins de risques et un rétablissement plus rapide, voilà ce que je cherche toujours à obtenir.

En règle générale, les techniques et les technologies de pointe dans le domaine de la chirurgie plastique et esthétique se sont considérablement améliorées au fil des ans, et évoluent en permanence vers le but ultime : optimiser les résultats en minimisant les risques.

La beauté : bénédiction ou malédiction ?

« La beauté est un don de Dieu », disait Aristote.

Il est vrai que les personnes attrayantes physiquement *ont réellement* une vie plus facile, comme nous l'avons vu. En ce sens, la beauté est une bénédiction.

Vous pourriez alors supposer que les personnes qui ont la chance d'être belles sont nécessairement heureuses, et que leur vie est une croisière ensoleillée, sans le moindre nuage.

Cependant, je crois personnellement que la beauté a finalement un coût élevé, et qu'elle vient avec une note salée :

Une malédiction appelée *« vieillissement »* !

Avec l'âge, les règles du jeu deviennent plus équitables. Les personnes attrayantes bénéficient d'un certain nombre d'avantages, jusqu'à ce que l'âge commence à altérer leurs atouts naturels. Comme la carrière des athlètes olympiques, les privilèges des personnes particulièrement belles diminuent avec l'âge.

À l'approche de la quarantaine, les personnes dotées d'une beauté naturelle sont souvent angoissées en constatant qu'elles font de moins en moins l'objet de compliments. Cela est particulièrement vrai après la cinquantaine. Auparavant, elles suscitaient des regards admiratifs chaque fois qu'elles entraient dans une pièce, mais à mesure qu'elles prennent de l'âge, elles se sentent davantage ignorées, voire invisibles. C'est un énorme changement par rapport à ce qu'elles ont vécu étant jeunes.

En vieillissant, les personnes attrayantes commencent à connaître un véritable revirement de situation—tant au niveau de leur condition physique que de leur santé psychologique.

En revanche, les personnes d'apparence ordinaire sont généralement moins affectées par le vieillissement.

Alors, voici un autre de mes dictons :

La beauté est comme la richesse—
c'est bien plus facile de commencer pauvre et
de continuer à vivre modestement,
que d'être riche un jour et pauvre le lendemain !

RÈGLE 25

dans une coquille de perle

L'apparence compte

Pour vous, pour les autres et pour tout ce qui vous entoure

- *Votre apparence générale—détermine la façon dont le monde vous perçoit*
- *Votre apparence affecte tout le monde*—tout comme l'apparence de tout le monde vous affecte
- *Les gens sont jugés sur leur apparence*—comme un livre est jugé sur sa couverture
- Même *votre environnement* vous représente
- Faites l'effort *de paraître à votre avantage* chaque jour
- *Une apparence améliorée… améliore des vies*
- *Ce qui arrive en premier… passe en premier*
  L'apparence peut être plus importante que la personnalité—lorsque l'on rencontre quelqu'un pour la première fois
- Ce que nous voyons comme beau—c'est ce que la Nature veut que nous voyions comme *beau !*
- *La beauté est une bénédiction, mais elle s'accompagne d'une malédiction appelée « vieillissement » !*
- *Avec l'âge, notre corps reste relativement plus sain et plus jeune, mais pas notre visage*
  Il s'agit d'une déconnexion entre *notre extérieur et notre intérieur*
- Et d'ailleurs, *où en êtes-vous avec votre test du "miroir du matin » ?!*

RÈGLE UNIVERSELLE

26

SI VOUS VOUS SENTEZ INVINCIBLE, VOUS L'ÊTES

VOUS seul pouvez baisser votre tête !

Le phénomène de la « bonne chance »

Quelles que soient nos chances dans la vie, et quelle que soit notre bonne fortune en matière de santé, d'argent ou de statut social, une chose est certaine :

La bonne chance n'est jamais éternelle.

Une période de chance est toujours précédée ou suivie d'une période de malchance.

Nous traversons tous des périodes difficiles—des moments de déception et de chagrin qui perturbent nos projets et notre vie quotidienne. Et ces situations nous rappellent combien nous sommes vulnérables et fragiles, tant physiquement que psychologiquement.

Paradoxalement, l'impact psychologique de ces revers de fortune s'avère plus dangereux et invalidant que leur impact physique.

**Notre perception d'une épreuve — une simple pensée—
peut nous consolider ou nous briser.**

Autrement dit :

Notre bien-être est principalement contrôlé depuis... notre tête !

Le problème n'est pas seulement dû à l'évènement extérieur, mais surtout à notre réaction intérieure face à celui-ci.

L'ennemi rôde à l'intérieur de nous !

Le phénomène du « tache et souffrance »

Il existe deux types fondamentaux de malheurs qui hantent nos psychés.

- *Une épreuve du passé*—qui persiste comme une tache tenace.
- *Une épreuve actuelle*—qui provoque une souffrance aiguë.

LES ÉPREUVES DU PASSÉ

La tache du passé

Une épreuve du passé est un évènement vécu qui a laissé une empreinte profonde.

C'est une tache émotionnelle incrustée, qui reste en nous, indélébile, et qui refuse de disparaître. C'est comme une plaie ouverte qui ne guérit jamais.

Un détachant appelé « passé et oublié »

Lorsque que vous subissez une lourde épreuve, qu'il s'agisse de problèmes financiers, familiaux, professionnels ou de santé, vous pouvez perdre tout espoir.

Désespéré, vous continuerez à vous sentir écrasé, à languir dans la douleur et à vous apitoyer sur votre sort. Vous ne cesserez de vous demander : *« Comment cela a-t-il pu m'arriver ? »*

Et votre langage corporel trahira votre drame intérieur—vous marcherez la tête baissée, les épaules affaissées, traînant les pieds comme un guerrier vaincu.

Ne vous attardez jamais sur le passé.

Ne soyez pas votre pire ennemi. Changez cette attitude défaitiste.

Votre posture affaissée et votre mine soumise
disent au monde que vous êtes un raté.
Et le monde vous croira sur parole !

Au lieu de cela, lorsque vous avez subi un revers de fortune, reprenez-vous et redevenez responsable. Vous avez peut-être perdu une bataille, mais pas nécessairement la guerre.

Tout problème sous le soleil est temporaire. Lorsque vous avez été battu, humilié ou vaincu dans le passé—c'est de l'histoire ancienne. Oubliez tout ça.

Donnez un coup de balai aux coups durs du passé !

Laissez-les derrière vous et oubliez-les. Autrement, vous ne ferez que vous infliger du chagrin inutile, et inciter les autres à vous traiter avec condescendance. Certains auront de la compassion pour vous, mais d'autres vous mépriseront.

Lorsque vous êtes à terre, au plus *bas,*
et que vous marchez le dos courbé et la tête *basse*—
les gens vous voient plus *bas* que terre…
et vous méprisent !

Dépêchez-vous plutôt de redresser la barre. Comment ?

- Premièrement, *gardez la tête haute*—littéralement.
- Deuxièmement, *tenez-vous droit et regardez droit devant* (Règle 4).
- Troisièmement, *coupez court à toute discussion négative avant qu'elle ne commence !* Esquivez les questions indiscrètes avec cette simple phrase : « *Je ne veux pas en parler.* » Laissez les rumeurs s'éteindre et les sarcasmes suffoquer à vos pieds.

Rappelez-vous :

Marchez et comportez-vous comme un perdant…
et le monde entier vous traitera comme tel.

Marchez et comportez-vous comme un gagnant…
et les gens douteront peut-être de vous au départ,
mais finiront par douter d'eux-mêmes !

Le phénomène du « marcher comme un gagnant »

Il y a quelques années, l'un de mes collègues, le Dr Reed, un chirurgien canadien pratiquant la chirurgie plastique du visage, traversa une rude épreuve sur le plan professionnel.

Il avait fait l'objet d'un article de presse très peu flatteur, truffé de remarques dérisoires et partiales de la part du journaliste, qui le décrivait comme un médecin sans éthique et avide d'argent.

Ce qui aggravait la situation, c'était le ton insultant et sarcastique de l'article. Malicieusement, le journaliste n'avait cité qu'une partie des réponses fournies par mon ami à certaines questions, ce qui amenait le lecteur à se faire une fausse opinion. Le Dr Reed était bien entendu dévasté.

Un mois plus tard, à l'occasion d'une conférence médicale à l'hôtel Waldorf Astoria de New York, j'ai croisé le Dr Reed par hasard dans l'ascenseur. J'ai eu du mal à le reconnaître. Il paraissait avoir vieilli de dix ans et semblait très déprimé, ce qui se remarquait notamment par ses traits tirés et ses yeux enfoncés.

J'étais choqué. Je l'avais toujours apprécié en tant que personne et admiré en tant que chirurgien. Je l'ai donc invité à déjeuner.

Dès que nous fumes assis à table, il me confia à quel point il était malheureux.

Je l'ai interrompu d'emblée.

Je lui ai dit que j'avais un petit conseil à lui donner en tant qu'ami. « Ne te préoccupe pas du passé, et ne te laisse pas perturber par ce que les autres pensent de toi. »

Puis je lui ai dit ce que je viens de vous dire : « Marche comme si tu n'avais rien à cacher. Marche comme un gagnant, et les autres te verront comme tel. » J'ai ajouté : « Mets un sourire sur ton visage, et étouffe dans l'œuf toutes les questions indiscrètes. »

Je n'ai plus eu de nouvelles du Dr Reed pendant les cinq mois suivants. Puis, un jour, il a appelé à mon bureau et a laissé un message disant qu'il m'invitait à dîner, à l'occasion d'une conférence prévue prochainement à Houston.

Trois semaines plus tard, lorsque je me rendis au restaurant convenu, le Dr Reed était déjà attablé, accompagné de son épouse. Il avait l'air d'un homme nouveau, si différent de l'épave pitoyable que j'avais croisée quelques mois plus tôt. Il rayonnait—et il était redevenu le bel homme optimiste qu'il était avant ses déboires.

Il me raconta que, dans un premier temps, il s'était demandé si mon conseil allait l'aider. Mais son épouse, une femme bienveillante et intelligente, l'avait encouragé à se donner au moins une chance. Le premier matin où il avait essayé de mettre mes recommandations en pratique, il avait trouvé ça difficile, et ne s'était pas senti à l'aise. Cependant, dans l'après-midi, il se sentait mieux et avait déjà constaté une différence dans la façon dont les autres interagissaient avec lui.

Le deuxième jour, le changement fut miraculeux—tout son environnement était redevenu ce qu'il était avant ses problèmes.

La mauvaise presse était oubliée. Elle semblait tout simplement avoir disparu !

LES ÉPREUVES ACTUELLES

La souffrance de l'instant

Une épreuve de l'instant est celle que vous vivez dans le présent, en temps réel. Elle vous plonge dans un état de souffrance, de panique, de découragement ou d'instabilité, selon l'évolution imprévisible de la situation.

Un anti-douleur appelé « ne jamais céder, ne jamais abandonner »

Tout groupe de personnes a besoin d'un leader.

Un pays a besoin d'un président, d'un premier ministre, d'un roi, d'un pharaon ou d'un tsar. Une famille a besoin d'un patriarche, d'une matriarche ou d'un parrain. Une tribu a besoin d'un chef. Une classe a besoin d'un professeur. Une équipe sportive a besoin d'un entraîneur. Une entreprise a besoin d'un patron. Et une communauté religieuse a besoin d'un pape, d'un rabbin, d'un imam, d'un mollah ou d'un grand mufti.

Les leaders sont indispensables notamment pour guider et inspirer les autres dans les moments difficiles. Ils prennent des décisions cruciales, et grâce à leur volonté de fer et à leur confiance inébranlable en leur triomphe final, ils mènent leurs partisans à la victoire.

Savez-vous quelle est la différence la plus importante entre les leaders et les suiveurs ?

Les grands leaders continuent de se battre et refusent à jamais de céder ou d'abandonner.

Ainsi, lorsque vous faites face à des situations difficiles dans votre propre vie, faites comme les leaders :

Ne jamais céder ou abandonner.

L'homme qui a devancé Shakespeare, Darwin et la Reine

Dans le cadre d'une enquête réalisée en 2002 par la BBC, la population du Royaume-Uni a été invitée à désigner la personnalité qu'elle considérait comme la plus grande personnalité britannique de tous les temps.

La liste de cent noms comprenait, entre autres, Shakespeare, Darwin, et la reine Elizabeth I.

Devinez qui arriva en tête des suffrages ?

Sir Winston Churchill !

Le leadership exceptionnel de Churchill durant la Seconde Guerre mondiale a changé le cours de l'Histoire. Courageux, infatigable et audacieux, il a fait preuve d'une détermination exemplaire en s'opposant à l'agression brutale de l'Allemagne nazie. Il était également charismatique, fier, rusé, charmant et persuasif, autant de qualités qui l'ont aidé à atteindre ses objectifs.

Pourtant, Churchill n'était ni irréprochable, ni infaillible. Il avait lui aussi commis des faux pas et des erreurs.

Néanmoins, ce qui avait rendu son leadership si précieux aux yeux des Britanniques, c'était sa détermination motivante et sa volonté contagieuse de défier l'ennemi.

À un moment charnière de l'Histoire, alors que les Britanniques étaient effrayés et découragés, Churchill, par la seule puissance de sa personnalité, les a galvanisés pour les encourager à poursuivre la lutte, leur assurant la victoire finale. « Ne jamais, jamais, jamais, jamais céder », martelait-il dans ses messages radiophoniques.

Winston Churchill était *invincible* parce qu'il croyait que rien n'était impossible, et qu'il *n'avait jamais cédé ni abandonné.*

Lorsqu'il est décédé en 1965, Sir Arthur Bryant a proclamé : « Le temps des géants est à jamais révolu. »

En effet.

RÈGLE 26

dans une coquille de perle

Si vous vous sentez invincible, vous l'êtes

VOUS seul pouvez baisser votre tête !

- *La bonne chance n'est jamais éternelle*
- Notre bien-être est principalement contrôlé à partir de... *notre tête !*
- *Face aux coups durs du passé,* donnez-leur un coup de balai ! Laissez-les *derrière vous et oubliez-les !*
- Face aux coups durs actuels, *soyez un Churchill !* Ne jamais, jamais, jamais *céder* ou *abandonner*
- *Marchez et comportez-vous comme un perdant...* et le monde entier vous croira sur parole !

  Lorsque vous êtes *à terre, au plus bas,* que vous marchez le *dos courbé* et la tête *basse*—les gens vous voient plus *bas* que terre et vous méprisent !
- *Marchez et comportez-vous comme un gagnant...* et les autres vous traiteront comme tel. Ils douteront de vous au départ, mais finiront par douter d'eux-mêmes !

RÈGLE UNIVERSELLE

27

AUJOURD'HUI EST TOUT CE QUE VOUS AVEZ !

C'est le seul film en direct dans lequel vous pouvez jouer, rectifier votre rôle et avoir du plaisir ;
Le film d'hier ne peut être rembobiné,
et le film de demain n'est pas encore sorti !

Nom du film : Aujourd'hui

Scène #1 : *scène d'ouverture*

Réfléchissez-y une seconde : que se passe-t-il lorsque vous êtes totalement absorbé par un film, un livre, une émission télévisée ou un évènement sportif ?

Le temps passe à toute allure. Vos soucis et vos regrets s'évanouissent. Vos problèmes semblent disparaître comme par magie—pouf !

Cela est dû au fait que vous êtes totalement dans le moment présent, et que vous vous détachez des préoccupations passées et futures.

Se concentrer sur chaque minute de notre vie
est l'un des secrets d'une vie heureuse.

Pourtant, nous sommes trop souvent tournés vers le passé, pleins de regrets et de sentiments de culpabilité, ou obsédés par l'avenir, inquiets de ce qui pourrait arriver le lendemain ou le surlendemain.

Et pendant ce temps, nous passons totalement à côté du *présent.*

Pourtant, le seul moment dans lequel vous pouvez vivre, c'est le *présent* !

Aujourd'hui est le seul jour au cours duquel vous pouvez vraiment respirer, bouger, ressentir et penser. Toutes les autres périodes de temps n'existent que dans votre tête. Elles ne sont pas réelles.

Vous ne pouvez pas vivre dans le passé. Il est derrière vous. C'est de l'histoire ancienne.

Et vous ne pouvez exister dans l'avenir non plus. Il n'est pas encore là. Il est inconnu, et son arrivée n'est même pas garantie !

En d'autres termes :

Hier est de l'histoire ancienne.
Demain est un mystère.
Mais aujourd'hui vous appartient—à vous de le façonner
et d'en profiter.

Et aujourd'hui est votre seule chance de mettre en pratique les vingt-six règles universelles présentées précédemment dans ce livre.

Voici deux exemples de la façon dont vous pouvez vivre aujourd'hui—pleinement et intelligemment.

Nom du film : Aujourd'hui

Scène #2 : *une journée avec le Dr Smith*

Le Dr Allen Smith est un médecin généraliste âgé de cinquante ans.

Son planning de rendez-vous, pour une journée de semaine typique à son cabinet, commence à partir de 8 h. Il a pour habitude de se lever à 6 h *(Créez des habitudes intelligentes, Règle 15)* afin d'avoir suffisamment de temps pour se doucher, s'habiller, prendre un petit déjeuner au bistro du coin, et arriver à l'heure à la clinique.

En étant organisé, il peut faire tout cela et arriver à l'heure, sans se hâter ni se sentir stressé *(Évitez les déclencheurs psychologiques de stress, Règle 10).*

Au bistro, il commande un cappuccino décaféiné. Il a supprimé les boissons à la caféine il y a bientôt un an, après avoir constaté qu'elles nuisaient à la qualité de son sommeil *(Évitez les déclencheurs physiques de stress, Règle 10).*

En attendant son cappuccino, il lit le seul journal qu'il se fait encore livrer, après avoir annulé tous ses autres abonnements *(Éliminez vos abonnements aux journaux non-essentiels, Règle 6).* Il le feuillette, jette un œil sur les gros titres et les légendes des illustrations, et lit les premiers et les derniers paragraphes *(la technique « début-légendes-fin », Règle 6).* S'il souhaite en savoir plus, il lit le début de chaque paragraphe, et décide s'il doit le sauter ou le *lire* entièrement *(la technique « début-saut de paragraphe », Règle 6).*

Tout en sirotant son cappuccino, il prend ses compléments alimentaires quotidiens : de la vitamine D3, des omégas-3, du curcuma, du magnésium et des multivitamines *(Rester en bonne santé, Règle 10).*

Alors qu'il attend son omelette, il consulte son téléphone. Il sait qu'il ne dispose que de dix minutes pour le faire, mais il est sûr que cela ne lui prendra pas plus de temps *(la formule des « trois créneaux de temps », Règle 6).* Le nombre d'e-mails qu'il reçoit a considérablement diminué depuis qu'il a supprimé deux de ses cinq adresses e-mail *(Éliminez vos comptes e-mails inutiles, Règle 6)*. Il a également éliminé la plupart des e-mails promotionnels en se désabonnant, en bloquant certains expéditeurs *(la formule Bloquer/Désabonner, Règle 6)*, ou en redirigeant leurs messages vers une adresse e-mail inactive *(Éliminez-la, Règle 6)*.

Le Dr Smith arrive à son bureau à 7 h 45, enlève sa veste et enfile une blouse blanche impeccable *(L'apparence compte, Règle 25)*. Aujourd'hui, c'est une journée chargée à la clinique, mais il aime ça *(Rester occupé, Règle 10)*.

Bien qu'il ne passe pas trop de temps avec chaque patient, il s'efforce d'écouter attentivement chacun d'entre eux *(Écoutez d'abord, parlez ensuite, Règle 5)*. Il garde également un contact visuel avec chaque patient lorsqu'il leur parle *(Regardez droit devant, Règle 4)*.

Vers 11 h 30, il commence à ressentir une petite faim et une légère fatigue, mais il se rappelle que l'heure du déjeuner n'est pas loin, et il l'attend avec impatience *(Attentes exaltantes, Règle 10)*.

À l'heure du déjeuner, le Dr Smith, suivant son habitude *(Créez des habitudes intelligentes, Règle 15)*, fait une marche de dix minutes *(Exercice, Règle 10)* pour se rendre dans un bistro accueillant, où il commande une soupe et une petite salade. Il accompagne également son repas d'une bouteille d'eau pétillante. Autrefois, il avait l'habitude de commander un coca light, mais il a arrêté d'en consommer plusieurs années auparavant, après avoir lu des articles sur les effets potentiellement nocifs sur la santé des boissons artificiellement sucrées *(Une bonne nutrition, Règle 10)*.

En attendant son déjeuner, il prend son téléphone et passe quelques minutes, pour la seconde fois de la journée, à consulter ses e-mails, ses textos et ses messages vocaux *(la formule « trois créneaux de temps », Règle 6)*. Il répond à certains en envoyant des messages d'un mot ou deux *(la formule « une minute », Règle 6)* et ignore le reste. Il met certains appels personnels de côté, car il y répondra plus tard, pendant qu'il rentrera chez lui en voiture.

Lorsqu'il revient au bureau, vers 13 h, sa chef de bureau, Carla, accourt vers lui. Ils doivent gérer une crise de panique dans la salle d'attente. L'une de ses patientes, Elizabeth, sanglote après avoir appris que le résultat de son IRM pronostiquait un cancer.

Le Dr Smith est furieux d'apprendre que Carla a divulgué le résultat de l'IRM à la patiente avant qu'il n'ait eu l'occasion de lui parler face à face, ce qui est une grosse erreur. Son premier réflexe est de la sermonner pour le manque de professionnalisme et la négligence dont elle a fait preuve. Mais il s'abstient de passer sa colère sur elle.

Même si Carla outrepasse parfois les limites de la bienséance, elle est néanmoins une assistante très compétente et loyale. Le Dr Smith craint que, s'il la critique trop sévèrement, elle ne démissionne, et il ne peut tout simplement pas se passer de ses services *(Ne jouez pas avec ce que vous ne pouvez pas vous permettre de perdre, Règle 13)*. Il décide donc de se calmer et de lui parler plus tard. En attendant, il lui demande de faire venir Elizabeth dans son cabinet avant les autres patients.

Elizabeth entre dans la salle d'examen en pleurant. Le médecin est touché par ses larmes. Il hésite et n'est pas sûr de ce qu'il doit dire, donc, il ne dit rien *(Quand vous ne savez pas quoi dire, ne dites rien, Règle 12)*. Il s'assoit face à elle et se contente d'attendre, regardant gentiment ses yeux rougis par les larmes *(Regardez droit devant, Règle 4)*.

Elizabeth parvient finalement à se maîtriser, et dit au Dr Smith, d'une voix tremblante : « Docteur, je ne veux pas mourir. »

Le Dr Smith lui prend les mains et lui parle lentement et doucement. « Calmez-vous, Elizabeth. Votre cas n'est pas désespéré. » Elle le regarde avec étonnement tandis qu'il poursuit : « Le résultat le plus probable, c'est qu'une fois traitée, vous serez guérie de ce cancer. » *(Le scénario le plus probable, Règle 9)*.

Il ajoute : « Même en cas de récidive, il ne s'agit pas d'une condamnation à mort. De nombreux patients qui rechutent ou ont des métastases parviennent à vaincre la maladie grâce aux traitements de pointe actuels » *(Le pire scénario, Règle 9)*.

Elizabeth, quelque peu apaisée, l'interrompt : « Mais pourquoi moi, Dr Smith ? Pourquoi moi ? J'ai trois sœurs, et elles sont toutes en parfaite santé. »

Le Dr Smith répond : « Malgré le cancer, Elizabeth, vous avez de nombreuses raisons de vous réjouir. Certains patients découvrent leur cancer à un stade beaucoup plus avancé, lorsqu'il est trop tard pour intervenir » *(Souvenez-vous des malheurs qui auraient pu vous arriver, Règle 20)*. « Pensez à vos bénédictions ». *(Pensez à ce que vous avez, et non à ce que vous n'avez pas, Règle 20)*.

Elizabeth semble soulagée, et son visage s'éclaire. Elle se lève et embrasse le Dr Smith : « Merci, docteur—je me sens déjà beaucoup mieux ». Puis elle quitte la clinique après avoir pris rendez-vous avec un oncologue.

Le patient suivant entre dans la salle d'examen, la mine renfrognée et l'air contrarié. Le Dr Smith lui demande : « Comment allez-vous, M. Cunningham ? » Le patient laisse alors éclater sa colère : « Je suis très mécontent. Mon rendez-vous était prévu avant celui de la pleurnicheuse que vous venez de recevoir. »

Le Dr Smith est irrité par la mauvaise humeur de M. Cunningham. Pendant un instant, il a envie de remettre ce patient à sa place et de lui montrer à quel point ses propos sont déplacés, mais il se retient *(Ne vous vengez pas, soyez intelligent, Règle 23)*. Il décide plutôt d'attendre et d'écouter en silence *(Écoutez d'abord, parlez ensuite, Règle 5 ; le silence est souvent votre meilleure réponse, Règle 12)*.

M. Cunningham continue de parler, quelque peu décontenancé par le silence du médecin. Lorsqu'il a terminé d'exprimer tous ses griefs, le Dr Smith lui répond enfin : « Je comprends ce que vous ressentez, M. Cunningham, et vous présente mes excuses » *(Commencez tout argument par un accord, Règle 3)*.

M. Cunningham reste sans voix. Il ne s'attendait pas à ce que le Dr Smith soit d'accord avec lui.

Le Dr Smith poursuit : « Je devais voir cette patiente avant vous, car il s'agissait d'une urgence, mais maintenant, j'ai tout mon temps pour vous, quitte à faire attendre les autres patients. »

M. Cunningham sourit et répond sur un ton presque désolé : « Très bien, docteur. Je ne voulais pas dire ça. »

Le dernier patient de la journée est un garçon de seize ans qui souffre d'une infection de la gorge ; il vient pour une visite de contrôle.

Le Dr Smith s'attend à ce que les résultats des examens passés il y a une semaine figurent dans le dossier du patient, mais il ne les trouve pas. Il se dit : *« Que vais-je faire de ma réceptionniste, Maria ? Elle ne comprend rien. »* Il lui a demandé une centaine de fois d'inscrire chaque semaine les résultats des examens dans les dossiers des patients, mais elle oublie toujours de le faire *(Les gens ne changent pas, Règle 18)*.

Malgré cela, le Dr Smith apprécie Maria en tant que personne. Les patients aiment son attitude bienveillante et son visage souriant. Il se dit que, s'il lui fait les mêmes remontrances que d'habitude, cela ne servira à rien *(Graine A donnera Plante A, à chaque fois, Règle 19)*.

Ainsi, après avoir examiné son dernier patient, le Dr Smith demande à Maria de venir le voir. Il lui dit qu'il a décidé de changer de système pour la gestion des résultats des tests *(Si vous voulez obtenir une autre réaction, essayez une autre action, Règle 19)*. Il lui explique qu'au lieu d'attendre la fin de la semaine pour entrer les résultats dans les dossiers des patients, elle devra dorénavant les insérer tout de suite, le jour de leur réception.

Maria, trop heureuse d'accepter, quitte la pièce en étant soulagée de ne pas avoir eu à justifier son étourderie.

Le Dr Smith demande ensuite à Carla, la chef de bureau, de passer le voir. Il commence par dire : « Carla, vous êtes une excellente employée. Vous êtes efficace et loyale » *(Commencez toute critique par un compliment, Règle 3)*. Carla est flattée.

Le médecin poursuit : « Mais parfois, en voulant trop aider les gens, vous finissez par donner trop d'informations aux patients avant que je puisse m'entretenir avec eux. À l'avenir, j'apprécierais que vous me demandiez d'abord ce que vous pouvez vous permettre de divulguer. »

Carla, qui a auparavant été complimentée, ne se sent pas humiliée par la critique qui a suivi. Elle prononce un bref « pardon » et promet de suivre cette nouvelle directive.

En la regardant sortir de la pièce, le Dr Smith réfléchit et se rend compte à quel point sa chef de bureau lui est indispensable. Mais Carla est un être humain. Elle peut tomber malade ou ne plus vouloir travailler chez lui. Son mari, qui est banquier, voyage souvent pour son travail, et l'année précédente, le couple envisageait de déménager. Si cela arrivait, Carla serait certainement obligée de démissionner, même si elle aime son travail.

Soudain, le Dr Smith se sent vulnérable. Il décide de former Maria à certaines des tâches administratives dont s'occupe Carla *(Ayez toujours un filet de sécurité, juste au cas où, Règle 24)*. Il pense même que ce serait une bonne idée d'engager une assistante à mi-temps, capable de remplacer Carla ou Maria au cas où l'une ou l'autre ne pourrait pas venir travailler.

En route vers son domicile, le Dr Smith répond à un appel de son ami John. Il aime bien John et s'efforce de rester en contact avec lui. *(Le bonheur, c'est se sentir connecté, Règle 10)*. Après une agréable discussion de dix minutes, le Dr Smith se dit qu'il ne devrait pas laisser la conversation se prolonger davantage, de peur qu'elle ne devienne ennuyeuse et ne l'affecte négativement. Il trouve donc une excuse pour mettre fin à l'appel *(Ne diluez pas votre présence avec trop de présence, Règle 7)*.

Une fois arrivé chez lui, il se change et enfile une tenue décontractée, puis savoure un bon dîner. Ensuite, il profite du créneau de quinze minutes qu'il se réserve chaque jour pour se détendre *(Créez des habitudes intelligentes, Règle 15)*. Il attend avec impatience ce précieux moment de répit *(Des attentes exaltantes, Règle 10)*. Selon son humeur, il lit, regarde la télévision ou se détend simplement. Quinze minutes, cela peut sembler peu, mais pour le Dr Smith, c'est un laps de temps réalisable, gratifiant et pratique *(Faites-le maintenant, perfectionnez-le plus tard, Règle 1)*. Et il a conclu un accord avec sa femme pour qu'elle ne vienne pas l'interrompre durant ce bref moment de détente programmé *(Impliquez une autre personne dans votre habitude, Règle 15)*.

Alors qu'il s'apprête à se coucher, il se sent comblé. Après avoir lu cinq minutes, comme il fait toujours avant de dormir *(Faites-le maintenant, perfectionnez-le plus tard, Règle 1 ; Créez des habitudes intelligentes, Règle 15)*, il sombre dans un sommeil profond.

Nom du film : Aujourd'hui

Scène #3 : *une journée avec Anna*

Anna est une interne en chirurgie de trente-deux ans, qui a obtenu son diplôme dans la même école de médecine que le Dr Smith, mais bien des années plus tard. Au lieu de pratiquer la médecine générale, elle a choisi de s'orienter vers la chirurgie, et elle poursuit sa quatrième année d'internat dans ce domaine.

Anna a un emploi du temps surchargé. Elle tente de concilier au mieux ses obligations professionnelles avec son rôle d'épouse et de mère (elle a un fils de huit ans), mais cela est quasiment impossible.

Chaque jour, elle se lève à 5 h, et commence sa tournée à l'hôpital à 6 h 30. Puis elle se précipite en salle d'opération à 7 h 30. À partir de là, c'est un marathon incessant qui ne se termine que vers 16 h.

Et ce n'est pas tout. Après cette journée de travail bien remplie et exigeante, si elle est de garde, elle doit se tenir prête à retourner à l'hôpital en cas d'urgence. Et, quoi qu'il arrive durant la nuit, elle doit tout de même se présenter à l'heure le lendemain, et prendre son service à 6 h 30, comme si rien ne s'était passé.

En plus de tout cela, elle est censée trouver le temps nécessaire pour étudier et préparer ses examens finaux.

Il n'est pas surprenant qu'Anna manque de sommeil et souffre d'épuisement chronique. En outre, elle se sent coupable, car elle ne peut pas passer plus de temps avec son fils, et parce que ses relations avec son mari en souffrent.

Aujourd'hui, alors qu'elle vient de rentrer du travail, elle est épuisée et désespérée. Elle se dit que cette situation ne peut plus durer. Toute la journée, elle a réfléchi à ce qu'elle devait faire, se sentant au bord de la crise de nerfs.

En dernier recours, elle s'assoit, prend une feuille de papier et décide d'analyser la situation *(Mettez vos problèmes sur papier, Règle 8)*.

Son premier problème est le manque de temps.

En recensant sur le papier toutes ses obligations quotidiennes, elle choisit d'éliminer certaines tâches qui prennent du temps, mais ne sont pas essentielles *(Éliminez-la, Règle 6)*. Elle décide également d'engager une femme de ménage pour son appartement *(Déléguez-la, Règle 6)*. Et, au lieu de cuisiner tous les jours, elle demandera à sa mère de lui préparer ses repas de temps à autre *(Demandez une fois ce que vous voulez, Règle 2)*. Elle décroche immédiatement le téléphone et appelle sa mère

(*Faites-le maintenant, perfectionnez-le plus tard, Règle 1*), qui accepte volontiers de lui préparer quatre repas par semaine et lui propose même de les lui apporter.

En outre, Anna décide de mettre en pause ses réseaux sociaux *(la formule Réseaux sociaux/applications, Règle 6)* et d'ignorer tous les e-mails, excepté ceux qui sont envoyés sur le compte réservé à l'université *(Éliminez les comptes e-mails inutiles, Règle 6).*

Une autre activité également chronophage est le shopping en ligne.

Il lui arrive en effet de passer des heures à parcourir les pages des sites marchands, juste pour être sûre de ne pas rater de bonnes affaires, qui s'avèrent souvent être des leurres coûteux *(Retournez le cadeau à l'envers et cherchez l'étiquette de prix cachée, Règle 17).* Le temps qu'elle passe à comparer les prix annule les avantages associés aux économies réalisées. Elle décide donc de n'acheter, dorénavant, que les produits dont elle a vraiment besoin, de les commander rapidement en ligne, et de choisir des articles à prix raisonnable, vendus par des enseignes réputées et de confiance *(Quand vous faites confiance aux autres, soyez vigilant, Règle 22).*

Un autre problème à résoudre est l'emploi du temps lié à ses études.

La perspective de rester assise à son bureau pendant deux ou trois heures d'affilée lui est si pénible qu'elle finit par chercher des excuses pour ne plus étudier du tout. Aujourd'hui, après avoir comparé ses options sur papier *(Mettez vos problèmes sur papier, Règle 8),* elle trouve une autre idée. Elle élabore un programme fixe pour le samedi et le dimanche, qui prévoit quatre heures d'étude par jour *(Créez des habitudes intelligentes, Règle 15),* mais entrecoupées de pauses de quinze minutes toutes les heures *(Des attentes exaltantes, Règle 10).*

De plus, elle décide qu'au lieu de s'attaquer à un manuel intimidant de mille pages, et de tenter d'assimiler toutes ces données scientifiques, elle commencera par un livre plus court, résumant les contenus à apprendre. Ainsi, elle pourra se concentrer sur les informations essentielles, du moins dans un premier temps, *(Faites-le maintenant, perfectionnez-le plus tard, Règle 1)* et en absorber autant qu'elle le pourra dans le laps de temps dont elle dispose. Une fois qu'elle aura saisi les concepts de base, elle pourra aborder plus facilement le manuel détaillé.

Anna se sent soulagée d'avoir élaboré ces stratégies intelligentes pour réduire son stress et résoudre ses problèmes liés à la gestion du temps, aux achats en ligne et à ses études. Cependant, elle ne se sent pas encore prête à fêter ça.

Elle retourne à son papier pour résoudre les problèmes restants.

Dernièrement, elle s'est sentie coupable de négliger son rôle d'épouse et de mère *(Ce sentiment intérieur d'angoisse signifie Arrêtez, Règle 14)*. Anna s'est mariée par amour, et les premières années ont été merveilleuses, surtout après la naissance de son fils. Mais dernièrement, ses relations avec son mari se sont dégradées. Se sentant délaissé à cause des activités incessantes de sa femme, il est devenu irascible et distant. Anna lui en a tellement voulu de ne pas prendre en compte ses problèmes d'emploi du temps que l'idée de demander le divorce lui a même traversé l'esprit. Mais elle a pensé qu'elle prenait des risques en mettant son mariage en péril, et qu'elle risquerait de le regretter plus tard *(Ne jouez pas avec ce que vous ne pouvez pas vous permettre de perdre, Règle 13)*. Elle a hésité et n'a rien fait *(Quand vous ne savez pas quoi faire, ne faites rien, Règle 11)*.

Aujourd'hui, plus elle pense à son mariage et à l'amour qu'elle porte à son mari, plus elle est motivée pour sauver leur relation. Elle apprécie le fait que son époux, même s'il lui arrive d'être en colère contre elle, n'a jamais trahi sa confiance, et a toujours tenu parole *(Quand les autres vous font confiance, soyez honorable, Règle 22)*. Elle prend ainsi la décision de sauver son mariage, certaine d'y parvenir *(Ne jamais céder ou abandonner, Règle 26)*. Elle reprend donc son papier pour évaluer la situation, et tenter de trouver des solutions.

Prenant une profonde inspiration, elle note toutes les raisons pour lesquelles son mariage a échoué *(Mettez vos problèmes sur papier, Règle 8)*. À sa grande surprise, elle découvre que, dans la plupart des cas, elle est la seule à blâmer. Elle reconnaît qu'elle parle sans cesse de son travail, ou ne s'intéresse qu'à son fils, au détriment de son mari. Et elle réalise que, si ce dernier semble distant, c'est peut-être parce qu'elle le néglige sous prétexte d'être fatiguée, ou trop occupée, en plus de négliger son apparence. Pire, elle reconnaît qu'elle interrompt constamment son mari pour consulter son téléphone ou parler à son fils, ce qui ne fait que l'irriter davantage.

Anna sait à présent qu'elle ne peut plus rejeter la faute sur son mari, et qu'il est de sa responsabilité de sauver son mariage *(La balle est dans votre camp, le changement doit venir de vous, Règle 19)*. C'est à elle de tirer des leçons de ses propres erreurs *(Apprenez de vos erreurs et de celles des autres, Règle 21)*. Elle en conclut que, si elle souhaite que son mari change d'attitude, elle devra d'abord s'engager à changer son propre comportement *(Si vous voulez obtenir une autre réaction, essayez une autre action, Règle 19)*.

Elle décide que, dorénavant, elle accordera toute son attention à son mari lorsqu'il s'adressera à elle *(Soyez uni-tâche, et non multi-tâches, Règle 16)*. Elle prend aussi la décision de demander occasionnellement à la fille de son voisin de venir faire du baby-sitting, ce qui lui permettra de passer plus de temps libre avec son mari *(Déléguez-la, Règle 6)*.

Ensuite, elle prend son téléphone et réserve un dîner aux chandelles pour deux le samedi suivant. Elle compte profiter de cette soirée pour parler à son mari de ses nouvelles résolutions, et lui demander de l'aider à les tenir *(Impliquez une autre personne dans votre habitude, Règle 15)*. Elle est presque sûre que son mari appréciera son initiative et sa volonté de raviver leur relation.

Anna se penche à nouveau sur ses notes manuscrites et examine ses nouvelles décisions. Pour la première fois depuis longtemps, elle éprouve un sentiment réconfortant de satisfaction et d'espoir.

Elle se lève revigorée, avec cette fois l'envie de fêter ça. Elle propose à son mari et à son fils, à leur grand étonnement, de sortir manger une glace. Le père et le fils sont tous deux agréablement surpris et acceptent de bon cœur.

Nom du film : Aujourd'hui

Scène #4 : *fin*

Ainsi, comme vous l'avez vu dans les « aujourd'hui » du Dr Smith et d'Anna, de nombreux résultats gratifiants peuvent être obtenus en une seule journée—AUJOURD'HUI.

Surtout si vous appliquez les Règles universelles de la vie !

Nom du film : Aujourd'hui

Scène #5 : *la suite*

Et maintenant, quelle est la suite ?

Selon toute vraisemblance, vous avez apprécié ce livre, et vous êtes peut-être prêt à appliquer certaines de ses règles. Et vous avez probablement l'intention d'en adopter d'autres à l'avenir.

Cependant, comme je l'ai dit précédemment, *les impressions durables sont loin d'être garanties.* Nous avons la mémoire courte en ce qui concerne notre développement personnel. Nous oublions facilement les leçons que nous avons apprises. Et nous risquons constamment des rechutes.

Existe-t-il donc un moyen de se souvenir et d'appliquer facilement les Règles universelles de la vie… pour le reste de votre vie ?

La réponse est oui.

J'ai inclus à la fin du livre une courte annexe, claire et facile à lire, qui résume chacune de ces règles. Elle s'intitule « Les règles universelles de la vie—dans une coquille de perle. » Je vous suggère de relire le résumé des règles une fois par an, de préférence le premier jour de l'année.

Ainsi :

Le 1er janvier de chaque année, prenez 5 minutes pour naviguer à travers le résumé des « Règles universelles de la vie »

Cette action du type *« Faites-le maintenant, perfectionnez-le plus tard »* ne vous prendra que cinq minutes, qui seront peut-être les plus profitables de l'année, et vous remettront en mémoire les 27 précieuses « Règles universelles de la vie ».

Votre vie en dépend !

RÈGLE 27

dans une coquille de perle

AUJOURD'HUI est tout ce que vous avez !

C'est le seul film en direct dans lequel vous pouvez
jouer, rectifier votre rôle et avoir du plaisir ;
Le film d'hier ne peut être rembobiné,
et le film de demain n'est pas encore sorti !

- *Hier, c'est de l'histoire ancienne*
- *Demain est un mystère*
- *Mais AUJOURD'HUI vous appartient, à vous de le façonner et d'en profiter*

  C'est tout ce que vous avez

  Et c'est votre seule chance de pratiquer les 27 *Règles universelles de la vie !*
- Chaque 1er janvier, *prenez seulement 5 minutes de votre temps* pour naviguer à travers le résumé des « Règles universelles de la vie »

  Votre vie en dépend !

REMERCIEMENTS

Je tiens à remercier tout particulièrement Glenn Plaskin, talentueux auteur de best-sellers de renommée internationale, pour sa contribution très appréciée, ses commentaires éclairés et les précieux conseils qu'il m'a fournis durant tout le processus d'écriture de ce livre.

Plus important encore, je remercie chaleureusement mon éditeur, Jonathan Merkh, président de Forefront Books, pour sa disponibilité permanente, ses points de vue et ses conseils précieux, pour sa persistance et son souci constant de garantir le meilleur en matière de qualité et de bon goût pour ce livre, et pour son engagement indéfectible à assurer son succès.

Un immense merci à mon épouse, Stéphanie, pour le temps qu'elle a consacré à la lecture de ce livre et à l'évaluation de ses différentes versions, ainsi que pour ses avis précieux durant sa conception.

J'adresse également toute ma reconnaissance à mes confrères, à mes amis et aux membres de ma famille pour leur aide très appréciée et leurs suggestions qui ont été source d'inspiration : Dr Christine Bishara, Dr Kristina Zakhary, Mme Pascale Hénaux-Périé, M. Sam Joseph, Melle Cynthia Lecompte, M. Jason Rahal, Dr Sam Fanous, Dr Amanda Fanous, Dr Emad Fahmy, Dr Ramy Kirollos, Mme Karen Fahmy, Mme Manal Fahmy, Dr Kamal Ibrahim, M. Samih Fanous, Dr Michael Nissenbaum, M. Kamal Mekhael, M. Joseph Mekhael et M. Mathieu Beaudriault.

Je remercie tout spécialement mes éditeurs : Billie Brownell, pour ses précieuses suggestions, Barbara Clark, pour sa contribution éclairée au manuscrit, Rick Wolff, pour ses conseils éditoriaux astucieux, et Jennifer Gingerich, directrice éditoriale, pour avoir géré toute l'organisation.

Un grand merci à Bruce Gore pour la conception magnifique de la couverture, et à Bill Kersey pour le graphisme intérieur très soigné.

Avertissement

Les noms et les particularités des personnes mentionnées dans les histoires vraies de ce livre ont été modifiés. Ce livre s'adresse au grand public et ne saurait remplacer les conseils individuels d'ordre personnel ou médical fournis par des professionnels.

LES RÈGLES UNIVERSELLES *de la* VIE

Dans une coquille de perle

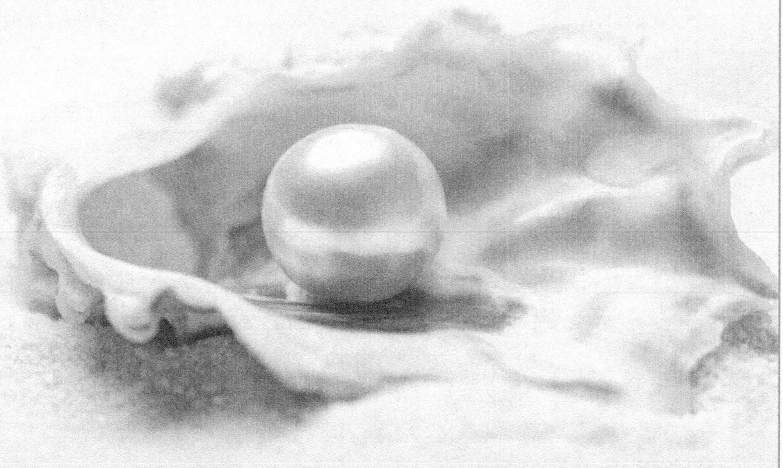

RÉSUMÉ EN 5 MINUTES

RÈGLE 1

Faites-le maintenant, perfectionnez-le plus tard

Perdez l'habitude du « je vais... »

- *On* échoue *parce qu'on ne commence jamais*
- Imitez la pomme de Newton :
  Commencez à *bouger... et le reste suivra*
- *Renoncez au perfectionnisme*
- *Faites juste quelque chose, n'importe quoi, mais faites-le maintenant*
  Et plus tard, vous pourrez le perfectionner

RÈGLE 2

Demandez une fois ce que vous voulez

Et vous l'obtiendrez 50 % du temps

- *Ne soyez pas un paillasson !*
- *Demandez une fois ce que vous voulez*
- Occasionnellement, *demandez deux fois* si vous êtes courageux, et *mille fois* si vous êtes désespéré
- *Vous n'avez vraiment rien à perdre !*

RÈGLE 3

Commencez toute critique par un compliment, et tout argument par un accord

Comment critiquer et argumenter, tout en restant estimé et respecté

Critiquer

- *Une critique est* éternelle
- Nous sommes prompts à critiquer et lents à louer

- *Commencez toute critique par un compliment*
- Soyez *généreux* avec vos compliments *et bref* avec vos critiques
- *Sous chaque roche, il y a un diamant brut*
  Cherchez le *diamant brut sous la roche*

Argumenter

- *Ne commencez pas une argumentation… par un argument*
- *Commencez tout argument par un accord*
- Laissez votre rival *gagner d'abord,* pour pouvoir *gagner ensuite*
- Si vous n'êtes d'accord sur rien, dites simplement :
  « *Je comprends ce que vous voulez dire* »

RÈGLE 4

Tenez-vous droit, regardez droit devant

Comment votre posture et votre regard peuvent créer une présence imposante… avant même que vous ne prononciez un seul mot

- *Une posture affaissée et un regard vague*— sont le *Roi* et la *Reine* des mauvaises premières impressions
- *Une posture assurée et un regard posé*— sont la recette pour une bonne première impression imposante
- Vous n'avez qu'un dixième de *seconde* de chance…
  Et vous n'aurez jamais de *seconde* chance !

RÈGLE 5

Écoutez d'abord, parlez ensuite

Comment hypnotiser tout type d'interlocuteur

- Écouter est une force magnétique
- Commencez *par écouter* avant *de parler*
- Écoutez *avec vos yeux et vos oreilles*
  Écoutez ce qui n'est pas dit, et *voyez* ce qui n'est pas perçu !
- Et avant de parler, *attendez—comme le reste de l'orchestre !*

RÈGLE 6

Éliminez-la, déléguez-la ou réduisez-la !

Les trois secrets de la gestion du temps pour faire… ce que vous n'avez pas le temps de faire

Le premier secret de la gestion du temps

Le meilleur moyen de faire une chose *qui n'a pas besoin d'être faite… c'est de ne pas la faire du tout !*

Autrement dit : ***éliminez-la.***

- *Appliquez les sept formules intelligentes*
  1 – Trois créneaux temporels ; 2 – Une minute, c'est long ; 3 – Notifications silencieuses ; 4 – C'est une sonnerie de téléphone, pas un ordre ; 5 – Bloquez les appelants et les courriels indésirables ; 6 – Limitez les réseaux sociaux et applications ; 7 – Arrêtez d'utiliser CC et Répondre à tous
- *Supprimez vos comptes e-mails inutiles*
- *Limitez le temps passé devant la télévision et limitez les abonnements aux journaux non-essentiels*

Le second secret de la gestion du temps

Le meilleur moyen de faire une chose *que vous ne devez pas faire personnellement… c'est de laisser quelqu'un d'autre la faire pour vous !*

Autrement dit : ***déléguez-la.***

- *Expliquez et déléguez, puis vérifiez et revérifiez*

Le troisième secret de la gestion du temps

Si vous ne pouvez ni éliminer, *ni déléguer une tâche…*

au moins, ***réduisez-la!***

- *Réduisez vos tâches*—en éliminant leurs parties inutiles
- *Réduisez le temps que vous vous donnez pour faire une chose*—et vous la finirez à temps !
- *Réduisez le temps de la lecture et de l'écriture*—techniques "début-légendes-fin", "début-saut de paragraphe" et "commande vocale"

Ensuite
Vous aurez le temps *de faire…*
ce que vous voulez vraiment *faire!*

RÈGLE 7

Ne diluez pas votre présence… avec trop de présence

La première cuillère de miel est un délice,
la dixième est un supplice !

- C'est la loi de *l'offre et la demande*
- *Ne dévalorisez pas votre présence* en l'offrant en excès
- Sachez *quand quitter la scène* et *quand trop, c'est trop*
- *N'appelez pas trop souvent, ne parlez* pas trop *et ne vous incrustez pas* chez les autres
- Et inspirez-vous de l'histoire de l'aluminium : *Soyez difficile* à *obtenir !*

RÈGLE 8

Mettez vos problèmes sur papier

Comment résoudre tout problème en moins de 5 minutes

- N'encombrez pas votre cerveau de choses inutiles
- *Arrêtez le "tourbillon"*
- Pour résoudre un problème, *utilisez la formule "5-Minutes"— sur papier*
- Gardez votre parcours en bonne voie ✔, vers une destination connue
- *Faites votre liste de priorités*
- Gardez *des blocs-notes* à portée de main

RÈGLE 9

Quel est le pire scénario ?
Et quel est le scénario le plus probable ?

Il suffit de suivre la météo !

Pour une petite tempête, demandez-vous :

- *M'en souviendrai-je d'ici six mois ?*
  Il est *inutile* de s'inquiéter de choses *inutiles*

Pour une grosse tempête, demandez-vous :

- *Quel est le pire scénario ?*
  Souvent, *ce n'est pas la fin du monde*, et c'est *improbable*
- *Quel est le scénario le plus probable ?*
  Souvent, *il n'est pas si grave,* et c'est *celui qui est le plus susceptible* d'arriver

RÈGLE 10

Votre but N°1 dans la vie est le bonheur
Comment appliquer les quatre secrets incontournables pour vivre heureux

Le Premier Secret du Bonheur

Travailler et rester occupé

Le bonheur ne consiste pas à *posséder* des choses… mais à *faire* des choses !

- Aucun objet—une fois obtenu—ne peut vous divertir en permanence
- L'important n'est pas de posséder des choses, mais d'en faire !
- Vous avez besoin d'une raison de vous lever le matin
- Continuez à travailler, restez occupé
- Plus vous travaillez dur en semaine, plus vous appréciez votre week-end !

Le Deuxième Secret du Bonheur

Avoir des attentes exaltantes

Le bonheur est la route de brique jaune menant vers le *but exaltant...* et qui se termine une fois que vous avez atteint ce *but !*

- Les buts exaltants vous donnent... quelque chose à attendre avec impatience à l'avenir
- Comme dans le voyage enchanté de Dorothée, le bonheur est la route en brique jaune vers le but exaltant
  Mais une fois ce but atteint... vous devez en trouver un autre
- Votre vie devrait être une succession d'objectifs passionnants

Le Troisième Secret du Bonheur

Rester en bonne santé

Les étapes cruciales de *la prévention et la détection précoce* du cancer, des maladies cardiaques, du diabète et de la maladie d'Alzheimer

- Si vous êtes malade, il est difficile d'être heureux
- Restez en bonne santé physique et psychologique
- Le meilleur traitement est la prévention et la détection précoce
- Consultez d'abord votre médecin, et ensuite votre bon sens

Le Quatrième Secret du Bonheur

Disposer d'un réseau de famille et d'amis

Le bonheur, c'est de *se sentir connecté*

- La solitude est un tueur silencieux
- Nous avons besoin d'appartenance et d'amour
- Votre famille et vos amis n'attendent qu'une chose de vous : votre temps
  Réservez-leur cinq minutes par jour

RÈGLE 11

Quand vous ne savez pas quoi faire… ne faites rien !

Le temps vous révèlera souvent la solution

- Quand vous hésitez entre plusieurs options,
- Ne faites rien—et attendez
- Tôt ou tard, *le temps mettra au jour la bonne option*
- Et ne vous laissez pas bousculer
- *Vous ne devez aucune action* à *qui que ce soit*

RÈGLE 12

Quand vous ne savez pas quoi dire… ne dites rien !

Le silence est souvent votre meilleure réponse

- *Le silence est gênant*
- Si vous avez du mal à répondre, *plongez-vous dans le silence*
- *Vous ne devez aucune réponse à qui que ce soit*
- Si on vous presse, dites : *"Je vais y réfléchir."*
- *Si vous n'avez pas envie de sourire, ne le faites pas*
- Et laissez passer le trio tabou : *sexe, religion et politique*
- *Il y a du pouvoir à ne rien dire*

RÈGLE 13

Ne jouez pas avec ce que vous ne pouvez pas vous permettre de perdre

La chance est capricieuse

- *Ne vous fiez pas* à *la chance ou* à *votre intelligence*
Ne jouez jamais avec un bien crucial pour vous

- Dans le casino de la vie, comme dans le casino local :
  La maison gagne toujours—pas vous !
- *Avec les jeux de hasard, tôt ou tard, la foudre frappera !*
  Les dés afficheront *les chiffres les plus inattendus,* et alors…
  vous perdez et vous êtes perdu !

RÈGLE 14

Ce sentiment intérieur d'angoisse signifie—ARRÊTEZ

Ce système d'alarme interne
vieux de quatre millions d'années

- Quand vous ressentez *un noeud à l'estomac*, cela veut dire :
  ARRÊTEZ—et guettez les problèmes potentiels
- Vous devez *vous demander* pourquoi vous ressentez cela :
  Quand vous commencez à *angoisser*… commencez à réfléchir !

RÈGLE 15

Créez des habitudes intelligentes qui vous simplifient la vie

La magie de la vie automatisée

- Nous sommes *des créatures d'habitudes*
- Seule *une bonne habitude sans effort* peut remplacer
  une mauvaise habitude sans effort
  "Un clou dedans, un clou dehors"
- *Pour créer des habitudes intelligentes, appliquez les conditions "Trois Mousquetaires" :*
  1 - *Proposez une offre raisonnable* à *votre cerveau :* votre cerveau
  rejettera tout accord insatisfaisant
  2 - *Répétez l'habitude pendant un mois :* la répétition
  fonctionne, la répétition fonctionne
  3 - Impliquez une autre personne dans votre habitude :
  cette personne prendra l'habitude… de faire partie de votre habitude !
- Ensuite, détendez-vous et profitez *de la magie de la vie automatisée*

RÈGLE 16

Soyez uni-tâche, et non pas multi-tâches

Comment être hyper-concentré et hyper-productif, tout en restant totalement décontracté et dans le moment présent

- *Ne soyez pas un acrobate de cirque* qui lance des quilles en l'air et tourne ici, là et partout
- *N'essayez pas de tout avoir et de tout faire, tout* à *la fois*
  Vous serez *très occupé…* à faire *très peu de choses*
- *Soyez uni-tâche* le plus souvent possible*, et multi-tâches* le moins souvent possible
- Et laissez *vos yeux* choisir l'unique tâche :
  là où vont vos yeux, vous allez !

RÈGLE 17

Tournez le cadeau à l'envers… et cherchez l'étiquette de prix cachée !

Rien n'est gratuit

- *Pour tout cadeau,* quelque chose d'une valeur égale *ou supérieure* sera :
  soit retirée de vous… soit *donnée* par vous ! Presque toujours !
- *Si* ça *semble trop beau pour* être *vrai…* ça *l'est !*

RÈGLE 18

Les gens ne changent pas

Et même s'ils changent, ils reviennent souvent en arrière !

- *La biologie l'emporte sur l'environnement*
  La personnalité est encodée dans nos gènes
- *Les gens ne changent pas facilement*
  Et même s'ils *changent*, ils ont tendance à *revenir en arrière*
- *Essayez une fois ou deux de les changer*
  Ensuite, *cessez de presser la pierre* et suivez la Règle 19 !

RÈGLE 19

"Graine A"
vous donnera
"Plante A"…
à chaque fois

Si vous voulez une autre plante, essayez une autre graine !

- Rappelez-vous de la théorie d'Einstein sur la folie :
  la répétition ne fonctionne pas
- Ne refaites pas *la même chose* encore et encore, en vous attendant à *un résultat différent*
- Si vous plantez *Graine A*, elle deviendra *Plante A*…
  à chaque fois
- Et si vous optez pour *Action A*, vous obtiendrez *Réaction A*…
  à chaque fois
- *Le changement doit venir de VOUS*
  En changeant votre action, vous changez la réaction de l'autre
- *La balle est dans votre camp !*

RÈGLE 20

Pensez à ce que vous avez, et non à ce que vous n'avez pas

Et pensez à ce que les autres N'ONT PAS,
et non à ce qu'ils ONT

- *Arrêtez de comparer et de désespérer*
  Comptez vos bénédictions, pas vos peines
- Songez à ce que vous *avez*, et non à ce que vous *n'avez pas*
- Ne vous plaignez pas au sujet de ce qui vous manque, car :
  Vous ne pourrez jamais savoir… ce qui manque aux autres
  Les gens affichent leurs réussites, mais cachent leurs côtés moins flatteurs
- *Vos envies ne seront jamais assouvies*
  Quoi que vous accomplissiez dans la vie, il y aura toujours une personne meilleure que vous !
- Faites votre *liste de gratitude*, aujourd'hui
- *Souvenez-vous des malheurs qui auraient pu vous arriver… et qui ne vous sont pas arrivés*
  Ensuite, soyez reconnaissant et réjouissez-vous

RÈGLE 21

Apprendre de ses erreurs, c'est bien ;

Apprendre de celles des autres, c'est encore mieux !

Il est plus intelligent d'utiliser un médicament testé scientifiquement, que d'essayer un médicament expérimental

- Apprendre de ses *propres erreurs,* c'est bien—*mais douloureux*
- Apprendre des *erreurs des autres* c'est encore mieux—*et indolore*
- *Notez toutes les erreurs dans votre carnet,* et relisez-les régulièrement

RÈGLE 22

Quand les autres vous font confiance, soyez honorable ;
Mais quand vous faites confiance aux autres, soyez vigilant !

La confiance est complexe

Quand *vous* faites confiance aux autres

- *Si votre instinct vous dit de fuir… FUYEZ !*
  Dites simplement : « Je vais y réfléchir »
- *Votre oui est votre serment,* et *votre parole est un contrat signé*
- *Ne faites jamais de promesses* à moins que vous puissiez les tenir, et *tenez toujours les promesses* que vous faites
- *Ne soyez pas un Iscariote*—ne trahissez jamais les gens qui vous font confiance

Mais quand *les autres* vous font confiance

- *La foi est sacrée, la confiance ne l'est pas*
- *Ne donnez jamais un chèque en blanc* à *la confiance*
  Et assurez-vous de *couper les cartes* !
- *La confiance s'acquiert avec le temps*
- *Votre ascenseur de la confiance doit prendre son temps—tout son temps*
  Il ne devrait jamais atteindre le 10ème étage, le *penthouse* !
- Attention au *Triple piège de la confiance :*
  argent, amour et santé

RÈGLE 23

Ne vous vengez pas, soyez intelligent !

Faites ce qui est bon pour vous, et non ce qui est bon pour votre colère

- *Chercher à se venger, c'est comme avaler du poison…*
  et s'attendre à ce que l'autre personne en meure !
- *Les flammes de la rage vous consumeront d'abord,* avant d'atteindre votre ennemi

- *Concentrez-vous sur ce qui est bon pour vous—et non sur ce qui est mauvais pour votre ennemi*
- *Un dommage subi par votre ennemi* est d'une importance négligeable pour vous—aussi majeur soit-il
  Mais un dommage subi par vous est d'une importance majeure pour vous—aussi négligeable soit-il !
- *Occupez-vous du N°1—VOUS*
- *Ne vous vengez pas—faites mieux que* ça *!*
  Utilisez votre cerveau, pas vos émotions

RÈGLE 24

Ayez toujours un filet de sécurité—Juste au cas où !

La sagesse du Plan B

- *Ne mettez pas tous vos* œufs *dans le même panier*
  Dans la vie, les choses ne se déroulent pas toujours comme on s'y attend
- *Quand une chose compte beaucoup pour vous,* ayez toujours un filet de sécurité—*juste au cas où !*
- *Vous* êtes *en pleine forme* si vous avez un Plan B,
  et *en grand péril* si vous n'en avez pas

RÈGLE 25

L'apparence compte

Pour vous, pour les autres et pour tout ce qui vous entoure

- *Votre apparence générale—détermine la façon dont le monde vous perçoit*
- *Votre apparence affecte tout le monde*—tout comme l'apparence de tout le monde vous affecte
- *Les gens sont jugés sur leur apparence*—comme un livre est jugé sur sa couverture

- Même *votre environnement* vous représente
- Faites l'effort *de paraître* à *votre avantage* chaque jour
- *Une apparence améliorée… améliore des vies*
- *Ce qui arrive en premier… passe en premier*
  L'apparence peut être plus importante que la personnalité—lorsque l'on rencontre quelqu'un pour la première fois
- Ce que nous voyons comme beau—c'est ce que la Nature veut que nous voyions comme *beau !*
- *La beauté est une bénédiction, mais elle s'accompagne d'une malédiction appelée « vieillissement » !*
- *Avec l'âge, notre corps reste relativement plus sain et plus jeune, mais pas notre visage*
  Il s'agit d'une déconnexion entre *notre extérieur et notre intérieur*
- Et d'ailleurs, *où en* êtes-vous *avec votre test du "miroir du matin » ?!*

RÈGLE 26

Si vous vous sentez invincible, vous l'êtes

VOUS seul pouvez baisser votre tête !

- *La bonne chance n'est jamais* éternelle
- Notre bien-être est principalement contrôlé à partir de… notre tête !
- *Face aux coups durs du passé,* donnez-leur un coup de balai ! Laissez-les *derrière vous et oubliez-les !*
- Face aux coups durs actuels, *soyez un Churchill !*
  Ne jamais, jamais, jamais *céder* ou *abandonner*
- *Marchez et comportez-vous comme un perdant…* et le monde entier vous croira sur parole !
  Lorsque vous êtes à terre, au plus bas, que vous marchez le *dos courbé* et la tête *basse*—les gens vous voient plus *bas* que terre et vous méprisent !
- *Marchez et comportez-vous comme un gagnant…* et les autres vous traiteront comme tel. Ils douteront de vous au départ, mais finiront par douter d'eux-mêmes !

RÈGLE 27

AUJOURD'HUI est tout ce que vous avez !

C'est le seul film en direct dans lequel vous pouvez
jouer, rectifier votre rôle et avoir du plaisir ;
Le film d'hier ne peut être rembobiné,
et le film de demain n'est pas encore sorti !

- *Hier, c'est de l'histoire ancienne*
- *Demain est un mystère*
- *Mais AUJOURD'HUI vous appartient,* à *vous de le façonner et d'en profiter*
  C'est tout ce que vous avez
  Et c'est votre seule chance de pratiquer les 27 *Règles universelles de la vie !*
- Chaque 1er janvier, *prenez seulement 5 minutes de votre temps* pour naviguer à travers le résumé des « Règles universelles de la vie »
  Votre vie en dépend !
- Et si vous pensez que ce livre a enrichi votre vie, *partagez-le avec votre famille et vos amis afin qu'il enrichisse* également *leur vie.*

À PROPOS DE L'AUTEUR

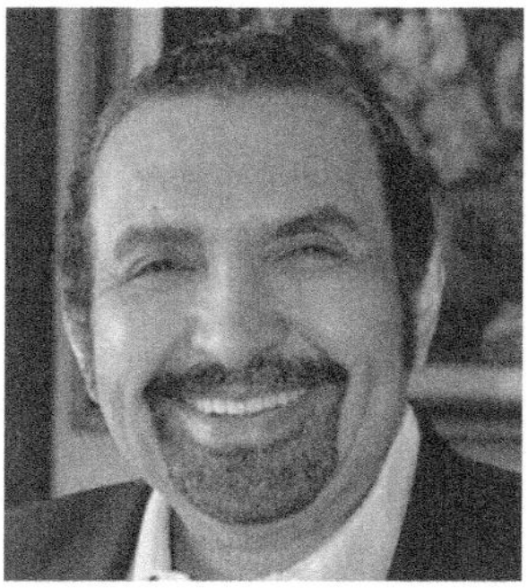

LE DR NABIL FANOUS est un chirurgien trois fois certifié par l'American Board, un professeur universitaire et un conférencier renommé intervenant dans d'importantes conférences médicales et internationales.

Après avoir suivi une formation avancée (Fellowship) à Boston aux côtés du Dr Richard Webster, chirurgien plasticien de renommée mondiale, le Dr Fanous s'est vu proposer un poste d'enseignant à l'université McGill de Montréal, au Canada, où il est actuellement le chef de la division de chirurgie plastique et reconstructive du visage et professeur agrégé au département de la chirurgie de la tête et du cou. Il est également président de l'Institut Canadien de Chirurgie Esthétique, membre fondateur de l'Académie Canadienne de Chirurgie Plastique Faciale et membre (Fellow) du Collège Royal des Chirurgiens du Canada.

Le Dr Fanous a reçu de nombreuses distinctions, entre autres la Médaille du Jubilé de Diamant de la Reine Elizabeth II. Auteur de plus de soixante publications scientifiques, il a aussi introduit de nombreuses techniques chirurgicales innovantes et a conçu plusieurs instruments chirurgicaux. Marié et père de deux enfants, il vit à Montréal, où il dirige toujours un grand cabinet chirurgical.

Printed in France by Amazon
Brétigny-sur-Orge, FR

20521285R00181